LABIT ET POLIN

L'Hygiène Scolaire

I

LE MILIEU SCOLAIRE

Georges CARRÉ

[illegible]

L'Hygiène Scolaire

L'Hygiène Scolaire

PAR LES DOCTEURS

LABIT ET H. POLIN

Médecins-Majors de l'armée
Lauréats de l'Académie de Médecine
Membres de la Société de Médecine publique
et d'Hygiène Professionnelle

I. LE MILIEU SCOLAIRE

PARIS
GEORGES CARRÉ, ÉDITEUR
3, RUE RACINE, 3

1896

PRÉFACE

> C'est dans le gouvernement républicain qu'on a besoin de toute la puissance de l'éducation.
>
> (MONTESQUIEU)

Dans une république ou chaque citoyen participe, dans une certaine mesure, par son vote, à la direction des affaires de l'Etat, où le plus humble a chance d'être appelé aux fonctions publiques, il ne doit pas y avoir d'ignorants : « un peuple ignorant peut être gouverné, a dit Fraser, mais un peuple instruit peut seul se gouverner lui-même ; on ne saurait donc accorder trop d'importance à l'éducation des futurs citoyens, car de la valeur particulière des électeurs dépend celle de nos législateurs. »

Selon M. Guizot, la propagation de l'Instruction primaire est une dette de justice et une nécessité pour le développement de la prospérité d'une nation.

Le mouvement du commerce et de l'industrie est parallèle à celui de l'instruction primaire, ainsi que le démontrent les statistiques de l'Amérique du Nord, de l'Allemagne et de l'Autriche (1).

Or, si la loi de 1833 sur l'instruction primaire a été l'origine d'une notable amélioration, au point que, d'après les statistiques du recrutement, la proportion des illettrés tombait de 55, 53 0/0 à 40, 45, pour s'abaisser encore beaucoup au-dessous de ce chiffre au cours des années suivantes, il restait encore, en 1880, 13,84 conscrits sur 100 ne sachant ni lire ni écrire.

Aussi la loi de 1882 sur l'obligation, rééditant un extrait de la Constitution de 1791 (2) *qui était demeuré lettre morte, préparée par un certain nombre de réformes dont elle a été le couronnement, n'a-t-elle fait que répondre à un vœu de l'opinion publique. Elle a été le signal d'une organisation complète de l'enseignement, et d'un mouvement considérable. Les critiques n'ont pas été épargnées aux « palais scolaires » ; mais le résultat, considéré au point de vue le plus élevé, n'en est pas moins remarquable et restera l'une des gloires de notre génération. Car nous sommes de ceux qui pensent que l'instruction est un bienfait, bien que la li-*

(1) GRÉARD. — *L'instruction primaire*, p. 324.
(2) 3 et 14 septembre.

berté de l'ignorance ait trouvé des apôtres plus passionnés peut-être que sincères. La crainte qu'on a manifestée de voir la diffusion des connaissances jeter sur le pavé tout un monde de déclassés, voués à la misère et à la débauche qui en est si souvent la conséquence, est un argument dont la valeur a été très exagérée ; il ne saurait atteindre le principe de l'Instruction élémentaire obligatoire qui produira des hommes plus clairvoyants, sans augmenter le nombre des déclassés. « Une nation n'est pas civilisée tant que tout le monde ne sait pas lire, écrire et compter » (J. B. Say). D'ailleurs, l'état n'enseigne pas seulement avec la « plume et le livre », mais se préoccupe aussi du travail manuel, depuis l'école maternelle jusqu'à l'école d'apprentissage et l'école normale.

Quoi qu'il en soit, en instituant ce principe, l'état s'est créé le devoir de mettre ses écoliers dans les meilleures conditions hygiéniques, afin qu'on ne puisse pas accuser l'école de menacer leur santé après avoir attenté à leur liberté. Une lourde responsabilité lui incombe, si l'enfant auquel il impose l'obligation de fréquenter la classe y trouve l'occasion d'aggraver ses prédispositions, d'affaiblir sa constitution, de contracter des déformations ou des maladies épidémiques. C'est le résultat inverse qu'il faut, à tout prix, obtenir, et l'enfant du peuple, condamné à vivre dans un logement étroit et trop souvent malsain, doit rencontrer à l'école un milieu salubre qui en compense les funestes effets et des soins qui en atténuent l'influence ; il doit y modifier ses mœurs, son caractère, y contracter des habitudes d'ordre et de propreté dont il n'a pas toujours l'exemple sous les yeux dans la maison paternelle. Il appartient au médecin de le suivre et de le guider dans cette période, souvent décisive, de son existence : aussi l'hygiène appliquée à l'école, qui codifie toutes les prescriptions de nature à favoriser son développement, est-elle une science d'utilité publique, encore relativement neuve, et qui a donne naissance, dans ces dix ou quinze dernières années, à un nombre considérable d'excellents travaux.

Préparés par nos études et nos observations antérieures, nous en avons réuni beaucoup, retenant de chacun ce qui nous a semblé le meilleur. Nous avons classé l'ensemble assez vaste de ces connaissances dans l'ordre le plus logique, et nous le présentons aux lecteurs sous la forme d'un petit traité dogmatique. Fidèles à notre méthode habituelle, nous avons dégagé le plus possible de nos recherches le côté pratique, et, pensant que ce livre pourrait tomber entre les mains de personnes étrangères à la profession médicale, nous nous sommes efforcés d'être simples et clairs, pour les mettre à même d'en tirer profit. Nous nous sommes abstenus, en particulier, le plus possible, des formules mathémati-

ques dont la lecture aride n'intéresse que le petit nombre ; être complets et précis, tel est notre but. Si nous parvenons à faciliter la tâche du Maître et du médecin chargé de la surveillance sanitaire des écoles ; si, de notre étude peut résulter quelque bénéfice pour la population de ces établissements qui représente toute la jeune nation ; si nous avons enfin ajouté une pierre, si petite soit-elle, à l'édifice que beaucoup d'autres avant nous ont contribué à élever, nous croirons avoir fait œuvre utile, et nous nous jugerons suffisamment dédommagés (1).

(1) J. Rochard, au Congrès d'hygiène de la Haye, a démontré que la maladie et la mort coûtent par an, à la France, 1 milliard 1/2, la moitié du budget ; toute diminution apportée par l'hygiène et la prophylaxie au nombre des maladies évitables, se chiffrera par une économie considérable, et servira d'autant l'intérêt de la défense nationale.

INTRODUCTION

INTRODUCTION

I

ORGANISATION DE L'ENSEIGNEMENT

L'importance de l'hygiène scolaire ressortira de la lecture de ce chapitre.

L'Enseignement français est divisé en primaire, secondaire et supérieur. Les deux premiers surtout nous occuperont. L'enseignement primaire seul est public, gratuit et obligatoire, et placé sous la tutelle de l'État. Cependant, il demeure libre et peut être donné dans des établissement privés.

ENSEIGNEMENT PRIMAIRE

L'Enseignement primaire a été régulièrement et définitivement organisé en France par la loi du 28 juin 1833 (ministère Guizot). Cette loi en assurait déjà la gratuité aux élèves pauvres, obligeait chaque commune à avoir une école et chaque instituteur a être pourvu d'un brevet de capacité. Il y était question des Ecoles primaires supérieures (que la loi du 15 mars 1850 a supprimées en les passant sous silence), et chaque département devait ouvrir une École normale pour recruter ses instituteurs. Des années qui suivirent, à 1867, la solution de la question ne fit que reculer. La loi du 10 avril 1867 obligea toute commune de 500 âmes au moins à avoir une école de filles, encouragea la création de classes gratuites et de Cours d'adultes, introduisit dans les programmes l'obligation de la gymnastique, et créa l'Enseignement secondaire spécial (ministère Duruy).

Préparé par diverses dispositions, comme l'assimilation, au point de vue de la retraite, des fonctionnaires de l'Enseignement primaire à ceux du service actif ; la création d'une caisse des Écoles chargée de venir en aide aux communes pauvres ; l'institution d'un enseignement de l'agriculture et d'écoles manuelles d'apprentissage ; la consécration du principe de la gratuité (16 juin 1881), de l'obligation (28 mars 1882) et de la laïcité ; le projet de loi sur l'organisation de l'enseignement primaire élaboré par P. Bert était promulgué le 30 octobre 1886.

Aux termes de ces diverses lois, l'Instruction primaire est obligatoire pour les enfants des deux sexes de 6 à 13 ans, conférée soit dans les établissements publics, soit dans les écoles libres, soit dans les familles. Les enfants qui sont instruits chez leurs parents sont tenus de passer chaque année, à partir de la 2me année scolaire, un examen sur les matières enseignées dans les écoles publiques. S'ils n'y répondent pas d'une façon satisfaisante, les parents sont dans l'obligation de les envoyer à une école publique (28 mars 1882). L'instruction est gratuite dans les Ecoles primaires de tout ordre, même dans les Écoles normales et les Écoles primaires supérieures ; mais, à leur entrée dans les Écoles normales, les élèves contractent l'engagement de servir 10 ans dans l'enseignement public ; cet engagement est distinct de celui qui est relatif à la dispense du service militaire.

On donne l'Enseignement primaire dans les Écoles maternelles, les Classes enfantines, les Écoles primaires élémentaires, primaires supérieures, les Cours complémentaires et les

Écoles d'apprentissage. — Nul ne peut les diriger ou y professer s'il n'est français et muni de titres de capacité. Les étrangers ne sont admis à professer dans les écoles privées que s'ils ont obtenu la déclaration d'équivalence de leurs titres ; — il doivent encore être munis d'une autorisation spéciale et avoir été « admis à domicile ». Les instituteurs auront 18 ans au moins, les institutrices 17 les directeurs au moins 21 ans, et si l'établissement reçoit des internes, 25. — Certaines causes d'indignité (condamnations, interdiction) entraînent l'incapacité d'enseigner.

Des instituteurs dans les écoles de garçons, des institutrices dans les écoles de filles, les écoles maternelles, les classes enfantines et les écoles mixtes, sont chargés de l'enseignement.

Il peut être créé des cours d'adultes ou d'apprentis. Les classes d'adultes publiques ou privées reçoivent les jeunes gens de plus de 13 ans, pourvus ou non du certificat d'études primaires. — Ces classes ne reçoivent pas d'élèves des deux sexes ; elles sont publiques et gratuites.

Les instituteurs et institutrices doivent être munis de titres de capacité qui varient avec le rang de l'école (Brevet élémentaire, brevet supérieur, certificat d'aptitude pédagogique, certificat d'aptitude au professorat des écoles normales supérieures et des écoles primaires supérieures, licences diverses, diplômes spéciaux pour les enseignements accessoires (comme le chant et la gymnastique). Aucun d'eux n'a le droit d'exercer de profession industrielle ou commerciale ou de fonction administrative, sauf celle de secrétaire de la mairie (avec l'autorisation du Conseil départemental). Ils passent d'abord par l'emploi de stagiaires pendant un minimum de deux ans, au nombre desquels compte le temps passé à l'École normale. Ils deviennent titulaires quand ils ont obtenu le certificat d'aptitude pédagogique. Ils sont passibles, instituteurs publics comme instituteurs privés, de peines disciplinaires allant de la réprimande à l'interdiction momentanée ou définitive, peuvent obtenir des récompenses, mentions honorables, médailles, palmes académiques, honorariat, et bénéficient de la loi du 9 juin 1853 sur les pensions civiles ; enfin ils sont dispensés de deux années de service militaire actif, moyennant un engagement décennal, jouissent d'un traitement fixe servi par l'État, variant de 900 fr à 2000 fr pour les instituteurs et de 900 fr à 1600 fr pour les institutrices, et peuvent recevoir, en outre, des indemnités communales calculées sur le chiffre de la population. Ce sont les lois du 19 juillet 1889 et du 15 juillet 1893 qui ont fait des instituteurs publics des fonctionnaires de l'État.

Toute commune est tenue de posséder une école primaire : exceptionnellement, et avec l'agrément du conseil départemental, plusieurs communes peuvent se réunir pour en construire et entretenir une à frais communs. Les hameaux sont rattachés aux communes les plus voisines. Toute commune ou réunion de communes de 500 habitants et plus est tenue d'avoir une école de filles, sauf une autorisation du conseil départemental de la remplacer par une école mixte.

La création et l'entretien des écoles, qu'il faille construire, affecter ou louer un local, le logement des maîtres, l'acquisition et les réparations du mobilier et du matériel, le chauffage et l'éclairage des salles, constituent autant de dépenses obligatoires pour les communes. Si leurs ressources sont insuffisantes, l'État leur accorde des subventions calculées d'après la situation de leurs finances.

A défaut du vote du conseil municipal, il est procédé d'office par le préfet, après avis favorable du conseil général, ou, au besoin, en vertu d'un décret du Président de la République, à la construction des locaux scolaires et à l'emprunt s'il est nécessaire (20 mars 1883). Le préfet, à défaut du Conseil municipal, désigne l'emplacement qu'occupera l'École.

Nul ne peut ouvrir une école ou un pensionnat privé qu'après déclaration au maire, au préfet, à l'Inspecteur d'académie et au Procureur de la République. Le Maire et l'Inspecteur d'académie ont seuls qualité pour faire opposition à l'ouverture d'une Ecole privée (loi du 30 octob. 1886). Les motifs d'opposition sont nettement déterminés. Le postulant fournit un plan indiquant les dimensions et la destination de chacune des pièces : le local ne peut être établi dans un voisinage dangereux pour la moralité et la santé des élèves. Les oppositions sont jugées par le Conseil départemental, avec recours auprès du Conseil supérieur de l'Instruction publique. Une école privée, sauf autorisation du Conseil départemental, ne peut recevoir d'enfants au dessous de 6 ans s'il existe, dans la Commune, une école maternelle, ni d'enfants des deux sexes s'il y existe une école de filles. On y est libre du choix des méthodes, des programmes et des livres, sauf de ceux interdits par le Conseil supérieur. Aucune école privée ne peut prendre le titre d'École primaire supérieure si le directeur ou la directrice n'est muni des brevets exigés pour remplir ces emplois dans les Etablissements publics. Quiconque a ouvert une école sans remplir les conditions ci-dessus énumérées est poursuivi devant le tribunal correctionnel et puni d'une amende ou de la prison en cas de récidive — Les directeurs d'Écoles privées doivent tenir deux registres : registre d'absences des élèves, registre de maîtres ; et, s'il s'agit d'un internat, un troisième carnet spécial pour les élèves internes.

Des Conseils des Ecoles. — Ils se composent, en outre du Conseil supérieur de l'Instruction publique, et dans chaque département :

1° Du *Conseil départemental*, qui fixe le nombre, la nature et le siège des Écoles à ouvrir dans le département, et juge les « oppositions » qu'il peut y avoir à l'ouverture des Écoles, sauf appel devant le conseil supérieur. Il dresse la liste « d'admissibilité » aux fonctions de titulaires, mais ce sont l'Inspecteur d'Académie et le Préfet qui prononcent en faisant un choix sur la liste. Il a par contre de très sérieuses attributions au point de vue disciplinaire : il a qualité pour prononcer l'*interdiction*. Il surveille l'organisation de l'inspection médicale et l'application des programmes : sous ce dernier rapport, toutefois, ses moyens de contrôle sont insuffisants.

2° De *Délégués cantonaux*, nommés par le Conseil départemental dans les cantons pour y surveiller les écoles publiques et privées : leur surveillance s'étend à l'état des locaux, du matériel, à l'hygiène et à la tenue des élèves, auprès desquels ils représentent, pour ainsi dire, la famille et la société. On les consulte sur la convenance des locaux scolaires. Ils se réunissent au moins une fois par trimestre au chef-lieu de canton.

3° De *Commissions scolaires*, composées de l'inspecteur primaire, du maire et d'un délégué cantonal, de délégués du conseil municipal. Ces commissions, qui sont à la fois un comité de patronage et un tribunal administratif, s'efforcent de constater et d'accroître le chiffre des enfants fréquentant l'école, donnent des conseils aux parents et accordent des dispenses, apprécient les motifs d'absence et font comparaître devant elles le père, si elles jugent ces motifs insuffisants ; elles répartissent enfin les secours de la caisse des écoles qui doit exister dans chaque commune. On comptait beaucoup sur ce rouage administratif qui, par suite d'indifférence, de mollesse ou d'intérêts individuels, n'a pas donné les résultats qu'on en espérait, de sorte que la fréquentation n'atteint pas, tant s'en faut, surtout dans quelques départements, la totalité des inscrits.

De l'Inspection des Ecoles. — Elle porte sur l'Enseignement, la capacité des maîtres, l'installation des locaux scolaires dans les écoles publiques ; et, dans les établissements privés, sur la moralité, l'hygiène, la salubrité et l'exécution des prescriptions réglementaires.

Un directeur d'école privée qui refuse de s'y soumettre est traduit en police correctionnelle, passible d'une amende et de la fermeture de son école, s'il récidive.

Elle est assurée :

1° *Par les inspecteurs généraux* de l'Instruction publique, nommés par le Président de la République sur la proposition du Ministre de l'Instruction publique, sans condition de grade ni d'ancienneté. Ces inspecteurs se réunissent en comité consultatif sous la présidence du Directeur de l'Enseignement primaire, pour étudier les questions qui leur sont soumises par le ministre.

2° Par les *Recteurs* et les *Inspecteurs d'Académie*. Les Recteurs inspectent les départements qui sont du ressort de leur académie ; ils y maintiennent les méthodes d'enseignement, et surveillent les Écoles normales. Ils sont nommés par le Ministre. Dans chacun des départements réside un Inspecteur d'Académie, nommé par le Ministre, qui est chef du service de l'Instruction primaire et dont les bureaux constituent, pour le département, une dépense obligatoire.

3° Par les *Inspecteurs de l'Enseignement primaire*, inspecteurs permanents qui sont les auxiliaires directs des précédents. Cette fonction exige la possession du certificat d'aptitude à l'Inspection des Écoles primaires.

4° Par les *membres du Conseil départemental* désignés à cet effet.

5° Par le *maire* et les *délégués cantonaux*.

6° Par les *Inspectrices générales* et *départementales* des Écoles maternelles, nommées par le ministre, munies du certificat d'aptitude à cette inspection, et comptant, les premières 35 ans, les secondes 30 ans d'âge.

7° Par les *Inspecteurs médicaux*, communaux ou départementaux.

L'inspection des Internats de jeunes filles laïques ou congréganistes est confiée à des *dames*, nommées par le ministre, pour ce qui regarde les locaux affectés aux pensionnats, et aux autorités ci-dessus pour la surveillance de l'enseignement.

I. — Les écoles maternelles.

La loi du 30 octobre 1886 a substitué cette dénomination à celle de « salles d'asile » ; ce sont « des établissements de première éducation, où les enfants des deux sexes reçoivent en commun les soins que réclame leur développement physique, moral et intellectuel ». Elles sont obligatoires dans les communes de plus de 2 000 habitants et ayant au moins 1200 âmes de population agglomérée. Les enfants y sont admis de deux à six ans. Aucune école maternelle ne peut, sans l'autorisation de l'Inspecteur d'Académie, en recevoir plus de 150. Dans la pratique, cette restriction est, en réalité, peu, sinon jamais, observée.

Des classes enfantines annexées aux écoles maternelles et aux écoles primaires établissent la transition entre ces deux degrés : on y reçoit les enfants de quatre à sept ans, exceptionnellement à trois ans. La création et l'entretien des classes enfantines et des écoles maternelles ne sont pas imposés par la loi aux communes, mais les classes régulièrement créées sont mises au nombre des établissements qui donnent lieu à une dépense obligatoire, et peuvent participer aux subventions de l'État. Très importantes, les classes enfantines doivent être créées partout où cela est possible, mixtes au besoin, s'il n'est pas permis de séparer les sexes : elles sont d'ailleurs mixtes à peu près partout.

L'enseignement, dans les écoles maternelles, comporte des jeux et des mouvements avec chants, des exercices manuels et les premières connaissances utiles. Il est réglé par des programmes qu'on n'applique dans leur intégrité qu'aux enfants les plus avancés. — Dans les classes enfantines, il comprend les matières du programme des écoles maternelles et celles du cours élémentaire des écoles primaires.

Écoles maternelles et classes enfantines ont pour but d'obvier à l'encombrement des écoles primaires. Elles sont mises, par la loi du 16 juin 1881, au nombre des écoles primaires publiques donnant lieu, dans certaines conditions définies plus haut, à une dépense obligatoire pour les communes. Il peut être établi, dans la commune, un ou plusieurs comités de dames patronesses, chargés de veiller à l'observation de l'hygiène, à la bonne tenue de l'établissement, à l'emploi des fonds et des dons.

II. — Les écoles primaires élémentaires.

Avant leur ouverture, ces écoles doivent recevoir la visite de l'Inspecteur primaire qui adresse, à leur sujet, un rapport à l'Inspecteur d'Académie : si ce rapport est défavorable, le Préfet statue sur l'interdiction, après avoir recueilli l'avis du conseil départemental.

On les divise en écoles de garçons, de filles, et mixtes ; on y admet les enfants à partir de six ans révolus jusqu'à treize ans, s'il existe une école maternelle ou une classe enfantine dans la commune, à partir de cinq ans s'il n'y existe ni l'une ni l'autre.

Toute commune est tenue d'avoir une école dans son chef-lieu et dans les hameaux éloignés de ce chef-lieu ou distants les uns des autres de 3 kilomètres, et réunissant une population d'au moins vingt enfants en âge de fréquenter l'école.

L'Enseignement qu'on y donne répond à un triple but : éducation physique, éducation intellectuelle et éducation morale ; il est conduit d'après un plan délibéré en conseil supérieur de l'Instruction publique et ne comportant que des matières obligatoires. Il comprend :

L'Education morale et civique ;

La lecture et l'écriture ;

La langue française, le calcul, le système métrique ;

L'histoire et la géographie de la France ;

Des leçons de choses et les premières notions de la science avec leurs applications à l'agriculture ;

Les éléments du dessin, du chant et du travail manuel ;

Les exercices gymnastiques et militaires.

L'enseignement du travail manuel commence à l'école primaire qui a parfois un atelier.

L'obtention du certificat d'Etudes primaires en est la sanction. Ce diplôme est décerné après un examen public auquel les enfants peuvent se présenter dès l'âge de onze ans, et qui confère ultérieurement la dispense de l'obligation scolaire. Le régime des écoles primaires est l'externat. Pourtant, dans une école publique, un instituteur ou une institutrice peut être autorisé à recevoir des élèves internes payants, dont le nombre et le mode d'entretien sont réglés par le conseil départemental, après approbation, par le maire et le conseil municipal, du plan des locaux.

III. — Les écoles primaires supérieures et les cours complémentaires.

Créées par la loi du 18 juin 1833, oubliées par celle de 1850, rétablies par celle de 1886, elles donnent une instruction primaire plus approfondie, sans changer de nature, aux enfants déjà possesseurs du certificat d'études primaires. On y reste deux, trois ans, et même davantage, et on s'efforce de réduire le temps donné à l'éducation intellectuelle pour accroître celui consacré aux

2

travaux manuels et aux exercices physiques.

Les écoles primaires supérieures sont professionnelles ou non professionnelles, suivant la prépondérance qu'on accorde à l'apprentissage d'un métier ou aux travaux d'étude.

Leurs directeurs et directrices doivent être munis du certificat d'aptitude au professorat des écoles normales, les adjoints et adjointes du brevet supérieur. — Un comité de patronage veille aux intérêts matériels des élèves et à la bonne tenue de l'école. — Le programme comprend, outre la révision du cours supérieur de l'école primaire :

L'Arithmétique appliquée ;

Le Calcul algébrique et la Géométrie ;

Les règles de la Comptabilité usuelle et de la Tenue des livres ;

Des notions des sciences physiques et naturelles et de leurs applications à l'Industrie et à l'hygiène ;

Le Dessin géométrique et d'ornement, le modelage ;

La Littérature française ; les principales

époques de l'histoire générale et principalement des temps modernes ; la géographie industrielle et commerciale ; les langues vivantes, et, pour les filles, les travaux à l'aiguille, la coupe et l'assemblage.

Les **Cours complémentaires** sont des classes d'enseignement primaire supérieur annexées à l'École primaire élémentaire. On y reste un ou deux ans.

Écoles supérieures et cours complémentaires doivent avoir un atelier de travail manuel, et, facultativement, des cours appropriés aux besoins agricoles, industriels et commerciaux de la Région.

Les Écoles primaires supérieures sont représentées à Paris par les Écoles Turgot, Colbert, Lavoisier, J.B. Say, Arago, le collège Chaptal, etc...., qui, à proprement parler, correspondraient plutôt aux écoles réales allemandes. On y reçoit des élèves internes, externes, et des boursiers. Beaucoup de ces Écoles (Chaptal, par exemple), bien que classées parmi les Écoles primaires supérieures, sont en réalité des Établissements d'enseignement secondaire.

IV. — Ecoles normales professionnelles Ecoles manuelles d'apprentissage.

Les premières sont encore à la période d'enfantement, et on tend à créer des établissements sur le modèle de ceux de Vierzon, d'Armentières et de Voiron, qui comporteraient trois degrés : école maternelle, école primaire, école primaire supérieure, reunis dans la même maison, et où on mènerait de front l'enseignement des écoles correspondantes et celui des diverses professions, en s'abstenant d'une spécialisation prématurée.

Les secondes, analogues aux écoles primaires supérieures professionnelles, mais donnant une instruction plutôt pratique, sont encore peu répandues. Il en existe à Paris surtout, où le nombre en va toujours croissant. On y est admis à 15 ans, avec le certificat d'études; on peut en rapprocher les cours spéciaux d'enseignement commercial du soir.

V. — Écoles normales primaires.

D'après la loi du 9 août 1879, chaque département devra être pourvu d'une École normale d'Instituteurs et d'une École normale d'Institutrices, suffisantes pour assurer le recrutement de ses maîtres. Deux départements peuvent s'associer pour fonder et entretenir en commun soit l'une ou l'autre de ces écoles, soit les deux. La dépense d'installation première et d'entretien est imposée aux départements, qui ont droit à des subventions de l'État. Les plans et devis sont soumis à l'approbation du ministre de l'Instruction publique.

Les candidats sont nommés au concours, après avoir justifié de la possession du brevet élémentaire; à la fin des cours, dont la durée est de trois ans, ils sont tenus de se présenter à l'examen du brevet supérieur. Le régime est l'internat, gratuit; le programme est analogue à celui des écoles primaires supérieures, avec un peu plus de développement.

Il comprend :

Instruction morale et civique. Langue et éléments de littérature françaises.

Histoire, principalement de la France.

Géographie.

Calcul, système métrique, arithmétique élémentaire, notions de calcul algébrique, de tenue des livres, géométrie élémentaire, arpentage et nivellement.

Eléments des sciences physiques et naturelles avec leurs applications.

Agriculture, horticulture pour les élèves-maîtres, économie domestique pour les élèves-maîtresses.

Dessin, chant et musique, gymnastique et exercices militaires, travaux manuels (élèves-maîtres), travaux à l'aiguille (élèves-maîtresses).

Pédagogie.

Etude d'une langue étrangère.

Les candidats doivent présenter un certificat médical attestant qu'ils ne sont atteints d'aucune maladie de nature à les rendre impropres au service de l'enseignement. Un médecin, nommé par le Recteur, est attaché à chaque école. Une école primaire, où les jeunes gens s'exercent à enseigner, est annexée à l'école normale d'instituteurs ; à celle des institutrices doit être annexée, en plus, une école maternelle.

VI. — Écoles normales primaires supérieures.

Destinées à préparer des maîtres pour les écoles normales primaires, elles sont au nombre de deux, à Fontenay-aux-Roses et à Saint-Cloud, gratuites, recrutées au concours, avec un minimum d'âge de 19 ans, un maximum de 25, soumises au régime de l'internat, surveillées par une commission administrative, et régies, au point de vue de l'enseignement, par un Conseil de l'école composé du Directeur et des professeurs.

La durée du cours y est de trois années. Les établissements reçoivent des externes boursiers.

Les candidats doivent présenter un certificat médical attestant qu'ils sont aptes à remplir les fonctions de l'enseignement.

L'ensemble de l'organisation de l'enseignement primaire est complété par l'institution des bibliothèques scolaires, de la caisse des écoles que doit constituer chaque commune, par des caisses d'épargne spéciales, et par des musées scolaires : on appelle ainsi une collection d'objets usuels naturels ou fabriqués, appelés à donner aux enfants des idées nettes et exactes sur tout ce qui les entoure et à compléter les leçons de choses. Beaucoup d'écoles ont déjà leurs musées, formés par les instituteurs ; en 1888 il en existait 13034 (il n'est pas d'établissement qui n'ait, aujourd'hui, une collection quelconque).

ENSEIGNEMENT SECONDAIRE

Engageant moins la responsabilité de l'Etat, car il est facultatif et compte infiniment moins d'élèves, il se donne, dans les lycées et collèges, divers établissements privés, et conduit aux baccalauréats et aux écoles du gouvernement. Parmi les baccalauréats, le diplôme de l'Enseignement secondaire moderne, créé récemment, donne, comme les autres, l'accès des hautes Écoles du gouvernement et de l'enseignement supérieur : il est, en outre, le couronnement de l'Enseignement spécial réservé à ceux des élèves qui se destinent au commerce et à l'industrie, et qu'on mène parallèlement aux études classiques. Nous n'avons pas encore d'établissements spéciaux pour ce genre d'enseignement que confèrent, chez nos voisins, les écoles réales.

Les lycées, établissements de l'État, sont dirigés, au point de vue administratif, par un Proviseur assisté d'un Économe; au point de vue des Études, par un Censeur assisté d'un Surveillant général. Les Collèges, établissements communaux, ont pour directeurs des Principaux, parfois personnellement intéressés à leur entretien, et offrent, en réduction, une organisation analogue.

On a créé, en 1880, des lycées de filles, et l'ouverture du premier remonte au 4 décembre de cette année. Ce sont habituellement des externats qui peuvent se transformer en internats sur la demande des Conseils municipaux. Les études y durent 5 ans, de 12 à 17, et ont pour sanction un diplôme de fin d'études accordé après examen. Jusqu'à cette création il n'existait pas, pour les jeunes filles, en dehors des maisons de la Légion d'honneur, d'enseignement secondaire officiel.

Un Conseil académique siègeant au chef-lieu du département et composé du Recteur, des Inspecteurs d'académie, des doyens et de professeurs des facultés et des écoles supérieures, d'un proviseur, d'un principal, de professeurs de lettres et de sciences, de conseillers municipaux, donne son avis sur les règlements, les budgets, l'administration et la discipline intérieure des établissements d'instruction secondaire publics ou privés, et juge les affaires contentieuses, sauf recours au Conseil supérieur. Il tient par an deux sessions ordinaires et autant de sessions extraordinaires que le Ministre le juge convenable.

Auprès de chaque collège fonctionne, sous la présidence du sous-Préfet, un bureau d'administration formé de délégués du Recteur, de la magistrature et des principaux pères de famille. Il veille sur le régime intérieur.

Le Conseil supérieur de l'Instruction publique a une section permanente qui étudie, avant qu'ils soient soumis au Conseil, les programmes et Règlements, donne son avis sur la création d'établissements d'instruction secondaire et supérieure, la création ou la suppression des chaires, les livres classiques, les questions d'études, d'administration, de discipline et de scolarité que lui soumet le ministre (27 février 1880).

ENSEIGNEMENT SUPÉRIEUR

Beaucoup moins intéressant, au point de vue qui nous occupe, on le donne dans différentes écoles et facultés : Collège de France, Museum, École des hautes Études, Facultés, École normale supérieure, École normale de l'Enseignement spécial, École des Chartes, des langues orientales, École des Arts et Métiers, École Centrale des arts et manufactures, Institut agronomique, Écoles du gouvernement, etc.

L'ENSEIGNEMENT AUX COLONIES

L'Enseignement primaire aux Colonies est de création récente, bien que la Révolution s'en soit préoccupée. La Restauration y envoya des instituteurs congréganistes, mais la question ne fut posée nettement qu'après la loi de 1833, et surtout après la Révolution de 1848 qui édicta l'obligation, sans parvenir à accomplir cette réforme. C'est seulement sous la 3me République que l'organisation s'affirma : la laïcité prit la place prépondérante à la Martinique, à la Guadeloupe, et s'introduisit dans plusieurs autres colonies ; l'obligation fut acceptée à peu près partout sans être imposée par la loi ; l'instruction des indigènes ne cessa de préoccuper le gouvernement qui s'efforça d'en fonder les bases. Mais on doit reconnaître aux congrégations le mérite d'avoir ouvert à peu près partout les écoles, et de diriger, actuellement encore, uniquement les écoles de filles.

Nous ne pouvons, sans franchir les limites de notre programme, donner de plus longs développements à cette intéressante question pour laquelle nous renvoyons à la monographie de F. Puau (1), et, pour terminer ce chapitre un peu long, mais qui nous a paru nécessaire à l'intelligence complète de ce qui suivra, nous réunirons en deux tableaux : 1° la marche de l'Instruction en France, d'après les documents du Recrutement ; 2° la situation de l'Enseignement primaire en 1886-87, et de l'Enseignement secondaire en 1883.

(1) *Mémoires et documents scolaires.* 2e série, fascic. 59.

Situation de l'Enseignement primaire en 1886-87-89-90

Nombre de communes dépourvues de toute école	Communes de 500 habitants dépourvues d'écoles de filles	Nombre d'écoles primaires			Nombre d'écoles maternelles		Elèves des écoles normales	
		publiques	privées	Total	publiques	privées	garçons	filles
98 59	1.686 1.613	67.277 67.359	13.374 14.498	80.651 81.857	3.597 2.624	2.493 2.686	5.443 3.941	3.544 3.550

Nombre de communes dépourvues de toute école	Communes de 500 habitants dépourvues d'écoles de filles	Cours d'adultes		Population d'âge scolaire (6 à 13 ans)			Même population d'après le recensement
		hommes	femmes	Ecoles publiques	Ecoles privées	Ecoles maternelles	
98 59	1.686 1.613	7.683	1.467	3.701.540 3.566.173	849.753 928.594	113.795 84.694	4.729.911
				4.579.461			

Situation de l'Enseignement secondaire en 1883

	Internes				Externes			
	boursiers	pensionnaires	demi-pensionnaires	Total	libres	en pension	Total	Total général
Lycées	3.134	15.268	5.016	23.418	19.917	1.901	21.813	45.236
Collèges communaux.	1.200	12.092	2.195	15.487	22.377	612	22.989	38.476
Totaux . . .	4.334	27.360	7.211	38.905	42.294	2.513	44.817	83.712

Tableau de la marche de l'instruction de 1829 à 1892

Classes	Chiffre du Contingent	Ne sachant ni lire ni écrire	Sachant lire seulement	Sachant lire et écrire	Sachant lire, écrire et compter	Ayant une instruction primaire plus étendue	Possédant le diplôme du 27 Juin 1865 ou le certificat d'études primaires	Bacheliers	Dont on n'a pu vérifier l'instruction	Proportion 0/0 des illettrés
1829	283.822	157.510	13.794	100.787	»	»	»	»	11.731	58,53
1841	300.822	121.698	11.848	159.226	»	»	»	»	8.050	40,45
1842	301.222	122.058	12.131	162.301	»	»	»	»	7.729	40,12
1843	304.998	118.792	12.047	166.008	»	»	»	»	8.153	38,95
1844	308.900	117.979	12.922	171.198	»	»	»	»	6.901	38,16
1845	300.775	111.382	13.130	168.575	»	»	»	»	7.688	37,03
1846	307.091	109.038	14.796	174.478	»	»	»	»	8.779	37,03
1847	304.905	106.443	13.096	175.111	»	»	»	»	10.255	34,91
1856	310.289	97.875	9.992	192.873	»	»	»	»	9.549	31,54
1857	294.761	90.373	9.142	186.530	»	»	»	»	8.716	30,66
1858	305.339	92.579	9.761	194.743	»	»	»	»	8.256	30,32
1859	306.314	89.878	9.337	198.564	»	»	»	»	8.535	29,34

1860	312.204	90.781	9.033	203.192	»	»	»	»	9.198	29,08
1861	321.455	90.942	9.008	212.186	»	»	»	»	9.319	28,30
1862	323.070	88.796	9.331	216.591	»	»	»	»	8.352	27,49
1863	325.127	86.671	8.701	221.397	»	»	»	»	8.358	26,66
1864	321.561	80.551	8.501	223.633	»	»	»	»	8.578	25,05
1865	326.095	77.892	8.131	228.074	»	»	»	»	6.439	23,89
1866	312.078	70.242	7.744	218.346	»	»	»	»	6.018	22,51
1867	292.750	60.188	6.997	235.191	»	»	»	»	6.719	20,56
1868	309.788	60.724	7.162	231.079	»	»	»	»	6.711	19,60
1871	314.053	58.902	8.267	26.856	»	»	»	»	15.805	18,75
1872	251.039	26.681	3.229	37.794	90.280	»	»	301	3.692	17,66
1873	296.504	51.620	6.022	37.962	190.578	»	»	1.964	9.526	17,41
1874	283.768	45.177	5.591	37.784	180.233	»	»	1.893	9.912	15,92
1875	279.846	43.509	5.302	36.325	181.774	»	»	2.342	9.135	15,55
1876	294.382	45.992	5.856	36.325	194.279	»	»	2.620	9.310	15,62
1877	286.107	41.799	5.142	36.313	191.617	»	»	2.635	8.601	14,61
1878	295.924	44.057	»	52.679	»	187.352	967	3.385	7.504	14,89
1879	316.662	46.636	9.931	64.409	»	181.680	1.355	3.496	9.155	14,73
1880	306.833	42.473	7.567	60.974	»	180.111	1.967	3.695	10.046	13,84
1881	309.689	40.721	7.511	66.772	»	178.068	2.305	3.794	10.157	13,15
1882	312.924	39.685	7.048	65.125	»	184.183	2.829	4.184	9.870	12,68
1883	313.951	37.437	7.141	62.476	»	190.475	2.587	4.390	9.244	11,93
1884	309.097	34.932	7.501	64.513	»	185.560	2.857	3.978	9.756	10,91
1885	306.854	33.479	7.677	66.158	»	182.996	3.128	4.168	9.248	10,91
1886	316.090	31.856	7.846	67.405	»	192.160	3.288	4.635	8.900	10,08
1890	300.247	22.684	5.881	54.591	»	196.866	4.196	5.313	10.716	7,55
1891	277.425	19.547	5.690	48.711	»	185.481	3.668	4.748	9.586	7,05

II

LA SURVEILLANCE SANITAIRE DES ÉCOLES

L'Inspection sanitaire des écoles est « une conséquence logique de l'instruction obligatoire ». Tout le monde l'a compris; mais, si les projets n'ont pas manqué, l'application laisse encore beaucoup à désirer. Pourtant il n'est pas de question plus importante, et, pour aider à la résoudre, nous étudierons à quel point elle en est à l'étranger et en France (1).

I. — L'inspection sanitaire des écoles à l'étranger.

1° Angleterre. — Ce pays est régi par une loi sanitaire votée au parlement en 1875, le « *Public health Act* », dont une direction cen-

(1) Nous nous sommes beaucoup aidés, pour la rédaction de ce chapitre, d'un travail de Mangenot paru dans la *Revue d'hygiène* (1886 p. 940) et *du Traité de l'hygiène publique* de Palmberg ainsi que de divers documents que nous citerons à leur place.

trale, le « *Local governement Board* », comprenant, entre autres fonctionnaires, tous les ministres, dirige et surveille l'application. Il est secondé par des conseils d'hygiène de districts, *Local board of health*, dont chacun comprend un *Medical officer of health* ou médecin des épidémies et un *Inspector of Nuisance* ou inspecteur de la salubrité. L'inspection médicale des Écoles est du ressort de ces deux fonctionnaires. Le premier est plus spécialement chargé de rechercher les causes et de réaliser la prophylaxie des maladies épidémiques, le second de surveiller les conditions générales d'hygiène. Ils signalent au Conseil d'hygiène du district, l'un les épidémies, l'autre les défectuosités à améliorer; et, si les autorités communales refusent d'y porter remède, l'administration a le droit de retenir les subventions de l'État et, au besoin, d'ordonner la fermeture de l'école. Les deux inspecteurs effectuent de fréquentes tournées. Les écoles d'une ville, d'un bourg ou d'un groupe de communes, sont administrées par un comité spécial élu par les citoyens, le *School Board*, qui, entre autres attributions, dresse le plan des écoles, en choisit le mobilier et le matériel, conformément au Règlement. Le Conseil d'hygiène examine et approuve ces projets, et aussi ceux d'amélioration des établissements.

En temps d'épidémie, les Directeurs sont tenus de prévenir l'autorité sanitaire du district et de se soumettre aux mesures de préservation qu'elle prescrit.

On considère les soins à donner aux élèves comme restant du domaine de l'hygiène privée : la surveillance de leur santé incombe, dans les écoles primaires, au conseil de l'école et aux familles ; dans les écoles secondaires, à des médecins particuliers choisis par la Direction, qui leur confie la surveillance de l'hygiène publique et privée, en les laissant indépendants du conseil d'hygiène et de l'administration.

2° **Belgique**. — En Belgique, l'administration sanitaire supérieure entre dans les attributions du Ministre de l'intérieur, assisté d'un *Conseil supérieur d'Hygiène publique* et de l'*Académie royale de médecine* qui comprend une section d'hygiène publique. Au chef-lieu de chaque province se tient une *Commission médicale provinciale*, et, dans chaque localité importante, *une Commission médicale locale* qui surveille l'application de la loi et des règlements sanitaires. A cette commission revient la surveillance sanitaire des écoles, sauf dans quelques villes qui, comme Bruxelles, Anvers, Liège, Louvain, possèdent un *bureau d'hygiène*.

Bruxelles, en particulier, jouit, sous la direction du Dr Janssens, d'un service remarquable d'hygiène et d'inspection des écoles. Le bureau d'hygiène surveille les établissements de l'État et de la commune. Dans les premières, le contrôle se borne aux inspections relatives à l'état sanitaire et à l'application des mesures prophylactiques édictées par la *commission scolaire* dont le bureau d'hygiène est, en cela, le mandataire. Dans les écoles communales, la surveillance s'étend à l'hygiène publique et privée. Le bureau d'hygiène approuve les projets de construction d'écoles.

A Bruxelles, nul élève n'est admis sans certificat de vaccine. Tout enfant malpropre est signalé à ses parents ou au Président du comité scolaire et peut être exclus. Chaque sujet nouveau doit faire établir son livret individuel portant : âge, taille, poids, périmètre, capacité pulmonaire, dynamométrie, couleur des cheveux et des yeux, nationalité, langue. Ce livret est tenu à jour.

Chaque école a son dessin : dimensions, cube, nombre d'élèves, de fenêtres aux diverses expositions, chauffage, ventilation ; dimensions des cours et des préaux couverts, nombre de privés et de latrines. Le maître de chaque classe en relève la température à l'entrée et à la sortie, et en rend compte ainsi au jour de la visite médicale. Celle-ci a lieu tous les dix jours, et, à l'occasion de l'une d'elles, mensuellement, le médecin fait une conférence d'hygiène aux élèves des classes supérieures. Il adresse tous les mois au médecin inspecteur un état des observations sur l'entretien, l'éclairage, le chauffage, la ventilation, la température, le mobilier des écoles, indique le sujet de sa conférence, les maladies et le domicile des malades, les mesures prises, les dates du renvoi et de la réadmission. Le bourgmestre est tenu au courant des maladies épidémiques chez les enfants et dans les immeubles qu'ils habitent ; les maîtres savent en reconnaître les premiers symptômes.

Le médecin de l'école ne soigne pas les élèves à domicile, mais fait, en classe, de la médecine préventive. Les remèdes sont fournis par l'assistance publique. Un feuillet spécial fournit tous les moyens d'apprécier les résultats obtenus.

Un dentiste visite de temps en temps chaque établissement, donne les soins nécessaires et consigne sur une feuille le nombre et la nature de ses opérations.

Dans les autres villes, l'inspection médicale n'est pas organisée avec autant de soin. Pourtant Anvers entretient cinq médecins inspecteurs et fait de la médecine préventive. D'autres écoles sont visitées mensuellement (Bruges, Huy, Spa, Louvain, Liège) ou trimestriellement, ou à des époques indéterminées (Tournai). Trois médecins visitent les écoles de Mons. Ailleurs la surveillance incombe au médecin qui fait partie de la commission scolaire, ou à la commission médicale locale (Namur, Braine-le-Comte) (1).

3° **Allemagne.** — L'application des ordonnances relatives à la santé est assurée, au

(1) DELVAILLE. — *Une mission en Belgique et en Hollande*

centre, par le chancelier assisté du *comité consultatif d'hygiène publique* ; dans les Etats particuliers, par des *comités* analogues qui sont sous l'autorité du Ministre de l'Instruction publique, ou, à son défaut, du Ministre de l'Intérieur.

En Prusse, l'organisation est la suivante.

Dans chaque province, le gouverneur, assisté d'un *conseil provincial*, a la direction de l'hygiène. Dans chaque district, la même fonction est attribuée à un *Président* aidé d'un *Conseil* dont les membres, appartenant à la profession médicale, contrôlent toutes les affaires du district, et font des tournées d'inspection. Chaque district est subdivisé en Cercles et l'hygiène de chacun de ces cercles confiée à un médecin *(Kreisphysicus)* qui a dans ses attributions la surveillance hygiénique des écoles, l'examen des projets, la recherche des causes d'épidémies dont il doit compte à la police locale. La prophylaxie des maladies contagieuses est, d'ailleurs, de la compétence d'une *commission d'hygiène publique* spéciale, obligatoire dans les villes d'au moins 5000 habitants, facultative dans les centres moins importants. Ces maladies sont l'objet de prescriptions sur lesquelles nous aurons à revenir.

L'organisation en Saxe, en Bavière, n'est pas sensiblement différente, quoique moins parfaite : tous les États s'efforcent de se rapprocher de la Prusse.

En Wurtemberg, les inspections ne se renouvellent que tous les six ans. Elles sont plus fréquentes et donnent d'excellents résultats dans la Hesse, le duché de Bade ; Francfort possède, depuis 1883, un *médecin de la ville* qui s'occupe, entre autres choses, de la surveillance hygiénique des écoles, assiste à toutes les conférences ayant trait aux questions scolaires, reçoit communication des plans et combat les maladies épidémiques.

En somme, il n'y a pas d'inspection spéciale permanente et on n'est pas encore parvenu à s'entendre, entre médecins et instituteurs, sur son utilité.

Au congrès d'hygiène de Genève, en 1882, Cohn a émis le vœu qu'il soit nommé un médecin scolaire supérieur ayant voix délibérative au conseil supérieur de l'instruction publique, et un médecin pour chaque province. Dans chaque école il y aurait un praticien ayant voix consultative et délibérative auprès de l'autorité scolaire qui serait tenue d'exécuter ses prescriptions hygiéniques : en cas de résistance, ce fonctionnaire recourrait au médecin provincial qui aurait le droit de prononcer la fermeture de l'école. Le même médecin scolaire aurait au plus mille écoliers sous sa surveillance ; on le consulterait sur l'emplacement, les projets d'installations nouvelles,et il donnerait son avis sur la ventilation, le chauffage, l'éclairage. Il procéderait, au commencement de chaque trimestre, à la mensuration de ses administrés et désignerait le banc qui leur convient ; il se rendrait compte de l'état de la réfraction de chacun, ferait changer les mobiliers défectueux et les livres mal imprimés, visiterait les locaux mensuellement et serait consulté pour l'élaboration des programmes. Les maladies contagieuses lui seraient signalées, et il ne réadmettrait les élèves contaminés qu'après désinfection ; il fermerait l'établissement lorsqu'un quart des élèves serait atteint de la contagion. Enfin, il tiendrait une comptabilité et ferait des rapports.

Ce projet est très sage et très complet.

4° **Autriche-Hongrie.** — Dans les provinces de la couronne, le chef suprême de l'hygiène publique est le ministre de l'intérieur, assisté d'un *sanitats référent*, qui est un médecin,et d'un *conseil sanitaire supérieur*. Le gouverneur de chaque province a aussi son sanitats référent et son conseil provincial de santé. Enfin, dans chaque district, la direction de l'hygiène est confiée à un médecin. Dans chaque district, commune ou province, sont établies des autorités scolaires chargées de la surveillance des écoles, concurremment avec les autorités sanitaires. D'ailleurs, il existe dans chaque district une *commission d'hygiène scolaire* dont un membre est médecin, qui doit visiter de temps en temps les locaux, rendre compte des améliorations à effectuer, combattre les maladies épidémiques. Les directeurs et professeurs veillent à la santé de leurs élèves, renseignent les parents et luttent contre les influences fâcheuses de l'école.

En Hongrie, l'inspection des écoles entre dans les attributions du médecin de *comitats* pour les départements et arrondissements, et des *médecins municipaux* pour les villes. Sur les écoles primaires les comitats exercent leur surveillance par l'intermédiaire de ces médecins, sous la direction et le contrôle des *commissions sanitaires*. Les villes de plus de 6 000 habitants sont tenues d'avoir un ou plusieurs médecins municipaux. Celles d'une population inférieure se groupent par agglomérations de 6 à 10. 000 habitants pour avoir un de ces fonctionnaires. Le médecin municipal inspecte les écoles, en exclut les contagieux. La déclaration des maladies contagieuses est obligatoire. Le gouvernement hongrois a décidé en 1885 la création de médecins hygiénistes scolaires désignés à la suite d'un examen devant une université. Ces médecins veillent à la santé des élèves, à l'hygiène des locaux et font des cours d'hygiène.

5° **Danemark**. — En Danemark, il n'existait en 1886 qu'un projet élaboré par une commission, qui a peut-être été adopté depuis (Mangenot). Dans chaque district un médecin surveillerait les écoles, qu'il visiterait au moins une fois par mois. A Copenhague, il y aurait des médecins spéciaux ; en province, la fonction serait tenue par des médecins de districts ou municipaux. Dans les établissements pourvus de médecins particuliers, ceux-ci seraient chargés de la surveillance, des conseils aux directeurs, des rapports. Aucune école ne serait occupée sans avoir reçu la visite du médecin scolaire.

6° **Espagne**. — Il n'y a pas, dans ce pays, trace d'organisation d'une inspection sanitaire des écoles.

7° **Grèce**. — En Grèce, l'inspection scolaire est purement hygiénique et dévolue aux médecins des préfectures et sous-préfectures.

8° **Hollande**. — Sept médecins inspecteurs, qui ont dans leurs attributions la surveillance des écoles, s'abstiennent de toute autre clientèle. Des décrets déterminent les conditions que doivent remplir les bâtiments scolaires, d'autres règlent la prophylaxie des maladies épidémiques. La déclaration n'est obligatoire que pour la variole et le choléra.

Toutefois, pendant tout le temps que dure une maladie épidémique, il est interdit aux enfants allant en classe, et qui demeurent dans la maison atteinte, d'aller à l'école, et ils ne peuvent revenir en classe que huit jours après que la maladie a cessé d'exister.

L'instituteur reçoit officiellement un bulletin lui annonçant que dans telle ou telle maison règne une maladie contagieuse et lui indiquant en même temps le nom des enfants allant en classe chez lui et demeurant dans la maison atteinte.

La fin de la maladie lui est annoncée de la même manière. La mesure n'est pas appliquée, en ce qui concerne la diphthérie et la rougeole, pour les enfants de plus de 12 ans (1).

9° **Italie**. — Chaque commune entretient des *médecins assistants* ayant, dans leur fonctions, l'inspection des écoles et les mesures à appliquer aux contagieux, que les maires et les conseils municipaux ont tout pouvoir pour imposer. Les directeurs sont tenus de leur signaler tout ce qui peut les intéresser et d'observer certaines prescriptions d'hygiène générale.

10° **Portugal**. — L'inspection des écoles y appartient à des *délégués* et sous *délégués* de la santé, nommés au concours et recevant de faibles émoluments. A Lisbonne, les méde-

(1) Dr Delvaille, page 124, *loc. cit.*

cins du bureau d'hygiène passent mensuellement la visite des locaux. La déclaration des maladies contagieuses est obligatoire.

11° **Roumanie.** — Dans ce pays, il existe, auprès du ministre de l'intérieur, un *conseil médical supérieur* ; auprès des préfets un *conseil d'hygiène publique* et un *médecin de district* ; auprès des sous-préfets des *médecins d'arrondissement* ; dans les villes, un ou plusieurs *médecins communaux*. L'inspection des écoles dépend de l'Etat, même quand on la confie aux médecins communaux ; elle s'étend à toutes les écoles primaires et secondaires. Dans les lycées, séminaires et écoles normales, elle est assurée par le médecin de l'établissement. Les membres du conseil médical supérieur procèdent, chaque année, à une inspection générale des écoles publiques et privées. Le médecin de district se livre, de son côté, à une visite annuelle dans toutes les communes de son district ; il en est de même des médecins d'arrondissements et de communes. Bucharest est divisé en 9 circonscriptions, avec chacune un médecin ; un *médecin en chef de la ville* procède à deux inspections par an.

12° **Serbie.** — La Serbie a une organisation analogue.

13° **Russie.** — La Direction de l'administration sanitaire se trouve au ministère de l'intérieur ; un *conseil médical* assiste le ministre. Dans chaque gouvernement, arrondissement ou district, un *médecin officiel* s'occupe de l'hygiène à l'exclusion de toute clientèle. Beaucoup de grandes villes ont introduit un médecin dans leurs *conseils scolaires*. Dans les établissements d'instruction secondaire, il y a des médecins particuliers qui veillent à l'exécution des prescriptions hygiéniques, et passent des visites périodiques. Le certificat de vaccine est obligatoire. En cas d'épidémie variolique, on revaccine en masse. Les contagieux sont renvoyés et ne rentrent que munis d'une attestation de médecin.

14° **Suisse.** — Chaque canton de la Suisse offre son organisation particulière. A Genève, on a créé des médecins inspecteurs spéciaux qui visitent les écoles deux fois par an au moins, et plus souvent en temps d'épidémie.

A Lausanne, l'inspection ressemble à ce qu'elle est en Belgique (1).

(1) MANGENOT. — *Loc. cit.*

15° **Suède.** — En Suède, la haute direction des affaires médicales appartient à un *conseil* uniquement composé de *médecins*. Des *médecins provinciaux* dirigent l'hygiène publique dans leurs provinces et des *médecins de districts* sont leurs agents auprès des réunions de communes qui composent ces unités démographiques. Chaque ville doit entretenir une *commission d'hygiène*. Dans les communes rurales, c'est le *conseil communal* qui remplit les fonctions sanitaires ; il existe en outre, dans chaque commune, une commission de salubrité qui se réunit au moins une fois l'an et toutes les fois que les conditions l'exigent. Elle est responsable de tout ce qui intéresse l'hygiène et la salubrité du lieu, ainsi que de la police sanitaire. Il n'y a pas d'inspection spéciale des écoles.

Quand un établissement offre des ressources suffisantes, il doit avoir un médecin qui soigne les élèves pauvres et recherche les causes d'insalubrité. Au commencement et à la fin de chaque semestre, il visite les enfants et inscrit les résultats de cette opération sur un formulaire spécial que lui remet le conseil médical.

Enfin, on a institué un *comité d'hygiène scolaire* parce que les dispositions précédentes n'avaient pas donné un résultat suffisant. Le rapport du comité renferme un travail d'Axel Key, qui est le développement de tout un projet d'inspection sanitaire des écoles.

Dans chaque collège, un médecin appointé par l'État serait chargé de la surveillance médicale et ferait partie du conseil de l'école pour la partie technique. Il visiterait, mesurerait et péserait les élèves tous les trimestres, les classerait au point de vue de la valeur intellectuelle, du développement corporel, de la vision, et soignerait seulement les boursiers. On lui signalerait toute maladie contagieuse et il aviserait aux moyens d'en rechercher et d'en éloigner les causes, en conservant le droit de visiter à domicile les élèves malades et de leur refuser l'entrée de l'école s'ils ne s'étaient pas soumis aux mesures de désinfection. Une fois par mois, il inspecterait les locaux, il examinerait les plans des constructions nouvelles et en suivrait l'exécution. Un assistant choisi parmi les maîtres l'aiderait dans ses opérations.

Chaque fois, il adresserait un rapport à l'administration.

16° **Etats-Unis.** — L'Inspection sanitaire des Écoles y fait partie du service sanitaire général. New-York est divisé en districts, chacun d'eux ayant son *inspecteur sanitaire* qui surveille les écoles publiques et privées et ne s'occupe que de l'hygiène. Il est bien rétribué. Les directeurs et professeurs surveillent les bâtiments et locaux. Les enfants suspects de maladies contagieuses sont renvoyés à leurs parents après avis du *Bureau d'éducation*, composé de délégués du *comité scolaire du district*, lequel se compose de délégués des citoyens, nommés à l'élection.

En résumé, presque tous les États reconnaissent la nécessité d'une inspection hygiénique des établissements d'instruction. Chez les uns elle est nettement définie, et organisée sur des bases qui réalisent presque la perfection ; chez d'autres, elle n'est qu'une des attributions de la surveillance sanitaire générale. Une organisation aussi vague ne saurait répondre à l'indication : il est nécessaire que les écoles soient l'objet d'une surveillance toute particulière, non seulement par intervalles, mais d'une façon constante, journalière, qui n'est réalisable qu'au moyen de fonctionnaires spéciaux, de médecins ayant reçu une éducation complète de l'hygiène, et s'appuyant sur un règlement sanitaire précis et bien fait. Il est non moins indispensable que leurs prescriptions soient suivies d'une sanction effective et que l'hygiène de l'école soit secondée par celle de la famille.

En est-il ainsi en France ?

II. — L'inspection sanitaire des écoles en France.

LÉGISLATION (1).

Décret du 21 mars 1855. Circulaire du 14 novembre 1879. Décret du 2 août 1881. Loi du 3 octobre 1886. Arrêté organique du 18 janvier 1887. Décret du 18 janvier 1887. Règlement scolaire modèle de la même date et du 29 décembre 1888.

(1) *Mémoires et documents scolaires*. Fasc. 113. 1890.

1° 21 mars 1855 : art. XVI. Un ou plusieurs médecins nommés par le maire visitent au moins une fois par semaine, les salles d'asiles publiques. — Chaque médecin inscrit ses observations et prescriptions sur un registre. L'arrêté organique du 18 janvier 1887 reproduit cet article.

Aucun enfant n'est admis dans une école maternelle s'il ne produit un certificat de médecin dûment légalisé, constatant qu'il n'est atteint d'aucune maladie contagieuse et qu'il a été vacciné.

L'enfant amené à l'École maternelle en état de maladie n'y est pas accepté. S'il devient malade au cours de la journée, on le reconduit à sa famille, et, en cas d'urgence, on l'adresse au médecin de l'école (Reg. Scol. mod. du 18 janv. 1887, art. VI).

Si un enfant a été atteint d'une affection contagieuse, il n'est réadmis que muni d'un certificat de médecin attestant sa guérison complète (arr. org. du 18 janv. 1887, art. III et IV).

2° 14 novembre 1879. Une circulaire adressée aux préfets à cette date, s'occupe de l'inspection médicale des écoles publiques :

mais elle se borne, pour ainsi dire, à exprimer un vœu : on pourrait, dit-elle, organiser l'inspection médicale de la façon suivante : il y aurait, dans chaque canton, un ou plusieurs médecins chargés de visiter les écoles pendant leurs tournées de clientèle, d'en examiner l'hygiène et la salubrité, de se rendre compte de l'état de santé des élèves et de donner aux maîtres des conseils et des instructions. On trouverait assez d'hommes de bonne volonté pour assurer ce service, et, au besoin, la commune voterait une légère rétribution.

3° 3 octobre 1886. art. IX. L'inspection des établissements d'instruction primaire publique ou privée est exercée.... au point de vue médical, par des médecins inspecteurs communaux ou départementaux. Elle s'exerce conformément aux règles délibérées par le Conseil supérieur de l'Instruction publique. Celle des écoles privées porte, entre autres choses, sur l'hygiène et la salubrité.

Art. XLVIII. Le conseil départemental... veille.... à l'organisation de l'Inspection médicale prévue par l'art. IX.

D'après l'art. 141 du décret du 18 janvier

1887, les médecins dont il est question ne pourront pénétrer dans les écoles qu'après avoir été agréés par le préfet. Ils devront être Français et âgés d'au moins 25 ans. Leur inspection ne pourra porter que sur la santé des enfants, la salubrité des locaux de l'école et l'observation des règles d'hygiène scolaire. Un arrêté du 18 août 1893 prescrit que les mesures à prendre dans les écoles primaires publiques, pour prévenir les épidémies, sont fixées dans tous les départements par arrêté du préfet, et rédigées d'après les indications contenues dans un règlement modèle dont nous aurons à reparler.

Un enfant n'est admis à l'école primaire que s'il présente un certificat médical, attestant qu'il est vacciné ou variolé, et qu'il n'est atteint d'aucune maladie ou infirmité de nature à nuire à la santé des autres élèves (Reg. scol. mod. 1887, art. II). Même prescription pour les candidats aux Écoles primaires supérieures (ibid. 29 décembre 1888, art. II). Le comité départemental d'hygiène sera toujours consulté par l'Inspecteur d'académie sur les conditions d'installation et sur l'état de salubrité des locaux affectés aux écoles primaires privées.

Tout instituteur qui se propose d'ouvrir une école privée doit déclarer son intention au maire de la commune et à l'inspecteur d'académie et leur présenter le local qu'il a choisi. Si ce local n'est pas convenable, ils peuvent s'opposer à l'ouverture de l'établissement. Même déclaration en cas de changement de local ou d'admission d'élèves internes. Dans cette fonction, le maire serait utilement secondé par un médecin (1).

Chaque école normale possède un médecin choisi par sa commission de surveillance. — La plupart des établissements d'instruction secondaire ont leurs médecins particuliers.

En résumé, le principe de l'inspection est admis en France, légalement, mais il n'est appliqué que dans une partie des départements, et il n'en peut être autrement, parce que l'État n'accorde à la fonction ni autorité ni rétribution (2). Paris, Lyon, Nancy, Le Hâvre, Saint-Étienne, Reims, Amiens et

(1) MANGENOT. — *Soc. de Méd. publ.*, 23 mars 1887.

(2) BLAYAC. — Rapport d'ensemble sur la réorganisation du service, 1888.

peut-être quelques autres villes qui sont dotées d'une organisation hygiénique spéciale sont les seules où l'inspection soit régulièrement organisée (1).

Le département de la Seine, y compris Paris, est divisé en 166 circonscriptions comprenant chacune un groupe de 15 à 20 classes, desservies chacune par un Médecin-inspecteur. Ce fonctionnaire doit visiter deux fois par mois, et plus souvent si le préfet le lui demande, les écoles primaires et maternelles. A chaque visite il se rend compte de l'état hygiénique de l'école et de ses dépendances, de l'installation des services, du chauffage, de la ventilation, de l'éclairage, se fait présenter les enfants soupçonnés d'être atteints de maladies contagieuses ou simplement indisposés. Primitivement, il était tenu d'examiner au moins une fois par mois l'état des dents, des yeux et des oreilles. Cette visite ayant été jugée matériellement impossible, aussi souvent renouvelée, on se borne

(1) Une circulaire du 27 août 1892 obligera à consulter le conseil départemental d'hygiène sur la salubrité de l'emplacement et de la construction des écoles publiques. Une circulaire du 18 janvier 1893 impose la même obligation aux écoles privées.

à rechercher, désormais, les maladies contagieuses de ces organes. Après chaque inspection, le médecin adresse un bulletin au maire qui établit un résumé des demandes d'améliorations, communique les plus urgentes à l'administration et garde les moins pressées pour les soumettre à un examen général approfondi. Il peut, en temps d'épidémie, et sur la demande du médecin, autoriser la fermeture de l'école en rendant compte à l'Inspecteur primaire et à l'administration centrale. Tous les trois mois, le maire adresse un rapport à cette administration sur le fonctionnement des écoles de son arrondissement. Tous les six mois, la délégation cantonale en établit un semblable.

Au Hâvre, six médecins, chargés de l'hygiène publique d'autant de circonscriptions, visitent mensuellement les écoles, et font parvenir leur rapport au directeur du Bureau d'hygiène ; ils établissent, en outre, un rapport d'ensemble annuel. Ils peuvent être requis par les directeurs d'écoles en cas de menace épidémique. L'organisation du service à Lyon, à Reims, à Saint-Etienne, à Amiens, etc., est tout à fait analogue. Dans toutes ces villes, les inspecteurs reçoivent une indemnité rémunératrice.

A Paris (Mme Furtado-Heine, Dr Dubrisay) et au Hâvre (Dr Gibert) on a fondé des dispensaires pour les enfants de la période scolaire ; tous les matins, à 8 heures, les malades y sont conduits ou s'y présentent seuls. On inscrit sur une fiche leurs noms, domiciles, l'école fréquentée, le poids et la taille, la maladie et le traitement qu'on administre séance tenante. Si l'enfant est valide, il retourne à la classe et revient les jours suivants pour recevoir des médicaments. Un système d'ablutions est installé au dispensaire.

En dehors des villes précédentes, quelques autres ont organisé une inspection municipale : des médecins nommés par le maire reçoivent une indemnité payée par la ville. Ailleurs, la visite des écoles est dévolue aux médecins de l'assistance, qui reçoivent une rétribution variable, habituellement minime, et qui n'ont que des attributions mal définies et des instructions incomplètes. Ainsi agencée, l'inspection ne saurait donner de bons résultats. On ne peut exiger d'un homme qu'il consacre à des fonctions quelconques le temps nécessaire qu'autant qu'on lui assure un traitement rémunérateur. Il faut que le médecin-inspecteur, chargé au besoin d'autres fonctions intéressant l'hygiène publique, soit, en quelque sorte, un fonctionnaire de l'administration, dégagé des préoccupations de la clientèle, et aussi une sorte de spécialiste préparé par des études particulières et nommé au concours. C'est le moyen d'instituer cette inspection permanente, chargée d'avertir immédiatement l'autorité en cas de danger, que réclame A. J. Martin (1). Delvaille, au congrès de 1889, a émis le vœu que le médecin inspecteur soit attaché au Conseil départemental de l'instruction publique : en effet, faire de l'inspection une institution communale, c'est en amoindrir l'importance et s'exposer à ne pas pouvoir l'organiser dans des conditions convenables.

Enfin, il est nécessaire qu'un règlement précis, applicable partout, serve de base aux opérations, et que l'administration prête l'oreille et accorde une sanction aux

(1) *Gaz. hebdomadaire*, 1887, p. 94.

justes réclamations de son agent sanitaire.

Voici à peu près les conclusions adoptées par le congrès d'hygiène de Vienne, en 1887.

1° Il y a un intérêt sérieux pour l'état des familles, à assurer une participation permanente des médecins compétents à l'administration des écoles.

2° Le but de cette participation est de soustraire les élèves aux influences pernicieuses de la fréquentation de l'école et de l'enseignement et de favoriser, dans ces écoles, une activité physique et des exercices corporels utiles à la santé des élèves.

3° Le moyen à employer consiste surtout dans l'inspection périodique des écoles, faite avec leurs directeurs, surtout pendant la classe, et dans des rapports.

4° Il est, avant tout, nécessaire que les écoles privées et publiques, y compris les écoles maternelles et les asiles, soient soumises à une révision hygiénique préalable faite officiellement et à la suite de laquelle il sera remédié aux défectuosités.

5° Un médecin fera partie, avec voix délibérative, de toute commission scolaire.

6° L'inspection scolaire sera confiée à des médecins expérimentés, sans qu'il soit nécessaire de les choisir parmi les fonctionnaires de la médecine publique.

7° A ces divers points de vue, la participation des médecins compétents à l'administration des écoles, doit être considérée comme partie intégrante de l'organisation actuelle des écoles dans les divers états.

Le rapport du Dr Blayac au nom d'une commission chargée, en 1887, d'étudier la réorganisation du service, et les travaux de Mangenot qui l'ont précédé, indiquent d'une manière très complète ce que doit être cette inspection.

L'Ecole, dit Mangenot, doit avoir pour objectif de favoriser le développement physique de l'enfant, parallèlement à son développement intellectuel. Pour cela, il convient qu'à l'école il rencontre des conditions hygiéniques égales, sinon supérieures, à celles qu'il trouve à la maison ; qu'on éloigne de lui toute cause de maladie, et qu'on lui facilite le travail intellectuel en lui assurant l'usage complet de ses sens. L'inspection portera donc sur l'école et ses dépendances, puis sur les écoliers, pour en séparer les contagieux, et pour rechercher et corriger ce qui, dans leur constitution et leurs sens, peut être défecteux.

Les écoles privées devront être inspectées au même titre et dans les mêmes conditions que les autres.

L'examen aura pour objets :

1° Le milieu, c'est-à-dire le bâtiment scolaire et ses annexes : emplacement, nature du terrain, exposition, matériaux employés ; dimensions, dispositions, mobilier, matériel, revêtement des murs et du sol des classes ; ventilation, chauffage, éclairage, composition de l'atmosphère intérieure ; poussières ; teneur de l'air en acide carbonique et oxyde de carbone.

2° Causes scolaires : myopie, déformations rachidiennes, maladies du surmenage et de la sédentarité, maladies générales, dans leurs rapports avec les causes qui peuvent les faire naître ou en favoriser le développement

3° Causes personnelles : examen somatique, anthropométrique, de chaque élève : tempérament, prédispositions, hérédité, pathologie antérieure ; examen détaillé des organes des sens. De cet examen total résultera un classement des élèves en robustes, faibles et malades : aux premiers on s'efforcera de conserver leur vigueur ; on aidera les seconds à acquérir celle qui leur fait défaut ; on soumettra les derniers à un traitement prophylactique. L'exercice et les soins de propreté corporelle, l'hydrothérapie, un vêtement convenable, une alimentation substantielle et appropriée à l'âge et aux exigences physiologiques, répondent aux deux premières indications. La médication préventive et l'extension des colonies scolaires de vacances satisferont à la troisième.

4° Enfin, le médecin inspecteur aura le devoir de rechercher, de combattre, les maladies contagieuses ou épidémiques, de renvoyer les élèves contaminés et ceux qui sont suspects de l'être, et de ne les réadmettre qu'après un temps variable suivant l'affection considérée, et l'exécution de mesures de désinfection conformes à la loi sur la protection de la santé publique. C'est là, fait remarquer le Dr Dreyfous, le point difficile de sa mission. Pour savoir s'il existe dans l'établissement ou dans le quartier une maladie dominante ou épidémique, il n'est renseigné que par les directeurs ou les maîtres qui lui fournissent des indications vagues, telles souvent qu'ils les tiennent des familles ignorantes ou intéressées à dissimuler le vrai motif qui tient leurs enfants éloignés de l'école. Le règlement devrait lui conférer le droit de visite à domicile ; et c'est un grand pas fait dans le sens désiré que l'adoption, dans les lois récentes, de la déclaration obligatoire des maladies contagieuses.

Toutes les opérations de l'inspection scolaire seront résumées dans un double rapport : l'un unique, établi une fois pour toutes d'après un modèle déterminé, embrassant la situation hygiénique des milieux, et tenu au courant par des additions annuelles ; le second, mensuel, relatant, après chaque inspection, tout ce qui a trait à l'entretien, à la propreté, aux épidémies et aux mesures à prendre, sans préjudice de rapports spéciaux au sujet des faits graves et des épidémies. Chaque année, les fiches individuelles des élèves nouveaux, conservées à l'école, seraient mises au courant par des examens et des mensurations, et leur réunion constituerait, avec un dossier intéressant de chaque individu, une importante source de documents statistiques.

Le programme très complet que nous venons de développer, et qui répond aux vœux de l'ensemble des médecins inspecteurs de la ville de Paris, nous servira de guide dans la rédaction du présent ouvrage, et nous étudierons successivement :

1° Le milieu scolaire ;

2° Les causes scolaires ;

3° Les causes personnelles ;

4° La prophylaxie des maladies épidémiques.

Nous nous efforcerons de grouper autour de ces quatre chefs toutes les questions qui se rattachent à l'hygiène scolaire.

Nous exprimions plus haut le regret que les inspecteurs fussent souvent mal renseignés par les maîtres : on n'en fera disparaître la cause qu'en répandant parmi eux les notions élémentaires d'hygiène. C'est pour répondre à ce besoin qu'on a tenté de les introduire dans les programmes. H. Spencer (1)

(1) L'*Education*, p. 25.

est d'avis que l'enseignement de l'hygiène doit faire partie d'une éducation rationnelle. Dès 1836, le comité central de la ville de Paris avait établi, dans ses écoles de garçons et de filles, un enseignement régulier de cette science, et fait rédiger un manuel spécial à l'usage des instituteurs. La 5e sous-commission de la commission d'hygiène des écoles primaires et maternelles demandait, en 1882, par l'organe de Napias, qu'on introduisît quelques notions d'hygiène dans les programmes des cours et des examens pour la direction et l'inspection des écoles maternelles et qu'on adjoignît un médecin aux examinateurs. Fodor, au congrès d'hygiène de 1887 (Vienne), réclamait la création d'un enseignement hygiénique dans les écoles et surtout dans les écoles primaires et secondaires : dans les écoles supérieures on en étudierait les applications ; et le congrès émettait un vœu conforme à celui de cet auteur. Dernièrement, Proust (1) est revenu sur la même question. Il pense qu'on doit commencer dès l'école primaire l'enseignement de l'hygiène, pour

(1) *Soc. de Méd. publique.* « Rev. d'hyg. », 1893, p. 955.

la faire entrer dans nos mœurs : Au début, par des leçons de choses et des dictées; plus tard, aux écoles primaires supérieures et professionnelles, par l'étude d'un programme plus complet, quelques visites aux égouts, aux musées d'hygiène, on répandrait, sans fatigue, les éléments d'une science utile dans toutes les circonstances de la vie ; les grandes filles des écoles supérieures accompliraient un stage dans une crèche bien tenue. Ces vœux ont été réalisés en partie. Déjà, les instructions de 1893 ajoutaient à l'enseignement des écoles primaires supérieures de filles l'étude des soins que réclame la première enfance. Un décret de la même année a introduit l'hygiène dans les programmes de ces mêmes écoles, pour les deux sexes. Ils comprennent dans les lycées, depuis 1872, pour les élèves de philosophie, des leçons d'hygiène qu'il suffirait d'étendre un peu. Pour les écoles normales, il y a « plus et mieux à faire ». Les instituteurs, seuls capables de seconder les médecins, devraient recevoir une éducation médicale élémentaire les mettant à même de donner quelques soins en attendant l'arrivée des médecins, de se rendre compte de l'importance de la prophylaxie et de pratiquer, au besoin, une désinfection rationnelle.

En Belgique, chaque maître a un petit livret qui, sous le titre d'*hygiène scolaire*, renferme les « Instructions sommaires sur les premiers symptômes des maladies transmissibles ».

L'HYGIÈNE SCOLAIRE

PREMIÈRE PARTIE

LE MILIEU

CHAPITRE PREMIER

CONSTRUCTION DE L'ÉCOLE

1° **Choix de l'emplacement**. — Le libre développement des enfants d'âge scolaire exige qu'on ne leur marchande ni l'air pur, ni l'espace, ni la lumière. Tel est le précepte primordial qui doit guider dans la recherche et le choix de l'emplacement d'une école. On recherchera donc un terrain isolé, éloigné, dans les limites convenables, des agglomérations et des rues étroites, vaste, dégagé de tout voisinage de constructions élevées et d'arbres touffus. S'entourer de toutes ces conditions est chose relativement facile à la campagne, où l'unique préoccupation est de ne pas trop s'éloigner du centre de l'agglomération, tout en évitant de se tenir trop près de sa partie la plus compacte, de se tenir à la distance réglementaire (100 mètres au moins) du cimetière; de fuir les bas-fonds, les vallées étroites, les prairies marécageuses, les ruisseaux appelés à se dessécher ou à baisser notablement de niveau. L'école au milieu des prés et des bois, rêvée par Hément, n'est pas facile à réaliser et restera probablement longtemps du domaine des poétiques utopies. Mais, s'il faut y renoncer, on préfèrera s'éloigner un peu du centre du village que de sacrifier l'une quelconque des exigences dont l'énumération précède : on conseille, en pareil cas, de s'établir plutôt au sud-ouest que sous le vent des habitations. Le seul inconvénient qui résulte d'un tel choix, c'est qu'il impose aux écoliers quelques centaines de mètres de chemin supplémentaire, ennui largement compensé par le bienfait de l'exercice physique qu'il procure. En France, on exige que deux communes distantes de 3 kilomètres aient des écoles distinctes. En Allemagne, l'écart maximum est de 1/2 mille en plaine et de 1/4 de mille en montagne.

En ville, l'édifice scolaire doit, avant tout, s'élever au centre de l'agglomération qu'il est destiné à desservir; les exigences ne sauraient être aussi rigoureuses, mais on conçoit que si la nécessité d'y entretenir des établissements d'instruction ne peut être éludée, on recommande de s'en tenir aux externats. La place des internats est à la campagne. Les écoles des faubourgs sont déjà relativement favorisées. Les règles suivantes sont celles que ne doit faire fléchir aucune considération : le terrain sera élevé, d'accès facile, dégagé des constructions environnantes, dont les plus élevées seront séparées de la future école par une distance double de leur hauteur ; éloigné de tout hôpital (d'au moins 500 m.), de toute caserne, de tout grand hôtel, marché public, abattoir, établissement industriel bruyant ou insalubre, puisard d'absorption, ruisseau stagnant ; il se détournera des rues populeuses dont le mouvement perpétuel multiplie les occasions de danger, accroît le méphitisme de l'air, et expose les écoliers à des rencontres qu'il est préférable de leur épargner (1). Enfin, l'étendue du sol doit être telle, qu'elle assure de larges dépendances, préaux, jardins, etc., et que du rez-de-chaussée on aperçoive partout le ciel. On demande, pour les écoles maternelles, 8 mètres carrés, pour les écoles primaires 10 mètres carrés par élève, sans que la superficie totale puisse s'abaisser au-dessous de 400 mètres carrés pour les premières, et de 500 mètres carrés pour les secondes, quelle qu'en doive être la population. En Allemagne, les exigences sont à peu près les mêmes. La superposition de nombreux étages est toujours à éviter. Trois étages, y compris le rez-de-chaussée, constituent un maximum.

(1) En Prusse, il est interdit d'ouvrir des cabarets au voisinage des écoles.

De telles conditions sont, par malheur, assez rarement réalisées dans les cités populeuses, et Mangenot (1) nous montre certaines écoles de Londres ne donnant pas 10 pieds carrés par sujet, privées de cours et réduites, en guise de préaux, à des terrasses suspendues où les élèves viennent aspirer, à tour de rôle, les brouillards de la Tamise, et la fumée des cheminées voisines.

Les internats, avons-nous dit, doivent être transférés hors des villes : il en doit être ainsi des écoles normales, et l'objection tirée de la difficulté, dans ce système, d'alimenter l'école annexe, se résoudra si on construit à peu de distance d'un village et qu'on se contente d'écoles à une seule classe; ainsi encore des lycées. La ville de Paris est entrée résolument dans cette voie, et ses lycées suburbains peuvent être cités comme des modèles. Le nombre de places à prévoir, pour une période de scolarité obligatoire de 8 ans (5 à 13 ans), est de 15 % de la population.

2° **Choix et préparation du terrain** — On préfèrera, s'il se présente, un terrain en pente douce, et on ne choisira ni le sommet de l'élévation, qui expose à des vents désagréables, ni le point le plus déclive, qui expose à l'humidité. On ne s'adossera pas à un rocher, pour la même raison. Il est admis que la nappe souterraine, dont le niveau

(1) L'*hygiène scolaire à Londres*. Soc. de Méd. publ., 23 décembre 1891.

est indiqué par celui des puits de la région, ne s'approchera jamais à plus d'un mètre du sol des caves ou de la base des fondations, s'il n'y a pas de caves.

Le sol doit être sec : pour qu'il en soit ainsi, il est nécessaire qu'il soit perméable à une assez grande profondeur ; le calcaire poreux, le sable pur ou leur mélange sont les terrains de choix ; le granit et surtout l'argile sont imperméables. Parmi les terrains poreux, l'humus et surtout les alluvions sont à éviter, car les terrains marécageux, à quelque prix qu'on les ait conquis sur l'eau, demeurent toujours humides : or, Buchanan a montré combien la phtisie, en particulier, se montrait fréquente dans les endroits humides. De plus, les alluvions, aussi bien que les terrains de remblai, sont riches en détritus inorganiques ou organiques : les premiers créent la malaria, à laquelle l'enfance paie un large tribut (Griesinger) (1) ; les seconds la fièvre typhoïde. Une disposition assez commune est représentée par un sol perméable en couche mince, reposant sur une assise imperméable à la surface de laquelle l'eau vient se collecter : eût-on creusé jusqu'à cette assise, les fondations seront toujours menacées par l'humidité. Enfin, il faut éviter de bâtir sur un terrain sableux, situé en contre-bas d'une colline argileuse couverte d'habitations. C'est à une sem-

(1) 56 % de 1 à 20 ans, 62 % de 1 à 10 ans (Statistiques allemandes).

blable disposition qu'on a pu attribuer l'épidémie de fièvre typhoïde de l'Ecole normale d'Auteuil (1).

Si le terrain est tel que le niveau le plus élevé de la nappe souterraine dépasse les limites indiquées ci-dessus, il est nécessaire de recourir au *drainage*, non seulement sous la maison, mais encore dans ses alentours. Les drains sont, ordinairement, des tubes en poterie ou en fonte offrant, au niveau de leurs joints, des solutions de continuité par où pénètre l'eau, et enterrés assez profondément pour que les fondations ne les écrasent pas; on les complète en les cachant dans des tranchées comblées de matériaux perméables, gravier grossier ou pierre concassée. On leur assure une pente suffisante pour entraîner l'écoulement de leur contenu, et on les fait aboutir à un cours d'eau voisin ou à un puisard assez profond pour traverser la couche imperméable. Des caniveaux en briques recouverts de tuiles plates et surmontés de pierres concassées constituent un drainage efficace et économique (2).

Le sol asséché, il faut encore le « blinder », c'est-à-dire faire reposer les fondations sur une couche épaisse de béton qu'on prépare à la chaux hydraulique si on a quelque raison de craindre l'humidité;

(1) Commission d'hygiène des Écoles primaires et des Écoles maternelles. Rapport d'ensemble de Javal, Paris 1884.

(2) PHILIPPE. — *De l'humidité dans les constructions et des moyens de s'en garantir.* Paris 1882, p. 39.

on recommande encore un mélange de bitume et de gravier.

3° **Fondations**. — L'humidité, qui diminue la résistance des matériaux et les prédispose à s'effriter sous l'influence de la gelée, est le principal ennemi qu'il faut combattre. Elle a, le plus souvent, pour origine des fondations mal exécutées; et, quand cette partie de la construction est imprégnée d'eau, rien n'empêche ce fluide de s'élever par capillarité jusqu'à une hauteur variable des murs visibles. C'est ainsi que naissent les efflorescences, les moisissures et les taches diverses auxquelles il est si difficile de remédier quand on n'en a pas prévenu la production. Pour y parvenir, le procédé le plus efficace est de supprimer la porosité des matériaux employés dans la substruction : on obtient ce résultat en les hourdant à chaud avec du bitume, en les enduisant de la même préparation intérieurement et extérieurement, en les injectant avec des produits goudronneux, en les silicatisant, etc. On les unit ensuite au mortier de ciment. On ne peut imprégner ainsi que des matériaux poreux, cela va de soi. Il ne faut pas compter sur l'imperméabilité des grès et des granits, qui n'est qu'apparente. Les procédés qui s'opposent à l'ascension de l'humidité en interposant entre les fondations et les murs visibles des feuilles de plomb ou de feutre, des couches d'asphalte ou de bitume, ne suffisent pas à empêcher l'humidité de se répandre latéralement, d'aller imprégner les voûtes des caves et de pourrir les planchers (1). Pour compléter la défense, on peut, ou bien tasser de l'argile contre les fondations, au dedans et au dehors, ou leur assurer une enveloppe d'air au moyen de doubles murs ou d'une *area*. On peut encore, comme le demande Nüssbaum, relever le long des murs souterrains, jusqu'à leur émergence du sol, la couche de béton sous-jacente au sol de la cave, ou de la partie voutée qui la remplace, en la laissant séparée de ces murs par un espace de quelques centimètres dont on assure la ventilation. Une disposition de cette nature est réglementaire dans quelques pays allemands et autrichiens. Bunel (2) conseille d'exécuter les murs de fondation en meulière hourdée au mortier de chaux hydraulique et d'user du même mortier pour toute la hauteur du rez-de-chaussée quels que soient les matériaux employés. Nüssbaum professe une opinion analogue.

La plupart des auteurs qui se sont occupés de la construction des écoles sont d'avis qu'il est préférable de construire sur caves : c'est en effet, un puissant moyen de lutter contre l'humidité, tout en se réservant, à l'occasion, une prise d'air, un abri pour les appareils de chauffage, une installation pour les bains par aspersion. En Suède et au Danemark, on ménage dans les sous-sols de hautes pièces pour en faire des préaux couverts ou des

(1) PHILIPPE. — *Loc. cit.*
(2) *Ann. d'hygiène*, 1893, p. 30.

salles de jeux pour les jours de mauvais temps. La même pratique est d'usage courant dans les Ecoles de New-York et de Boston où toute une partie du bâtiment qui n'est ni un sous-sol ni un rez-de-chaussée porte le nom de « *Basement* » L'école Monge a installé dans ses sous-sols des salles à manger, des cuisines, des offices et un cellier.

Pourtant, dans des constructions de moindre importance, on peut, pour restreindre les dépenses, se passer de caves pourvu que le sol ait été blindé et qu'on surélève les planchers du rez-de-chaussée de $0^m,80$ à 1 mètre, de façon qu'on y accède par trois ou quatre marches (1). On fait alors supporter les lambourdes par des murettes en briques espacées de $0^m,50$ en $0^m,50$ dans l'intervalle desquelles on laisse circuler l'air ; ou bien on y tasse une couche de mâchefer. Plus remarquables encore sont les voûtains en briques disposés comme l'indique la figure 1. Ils permettent d'utiliser cer-

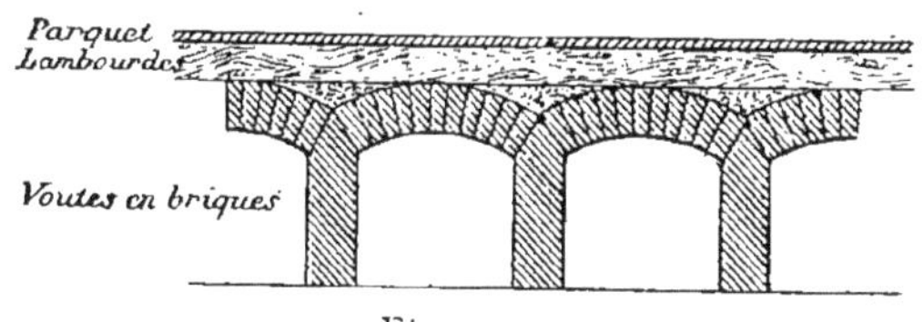

Fig. 1.

taines dispositions du parquet sur lesquelles nous aurons à revenir.

(1) La hauteur du plancher du rez-de-chaussée au-dessus du sol varie de 0,50 (Saxe) à 1 mètre (Bavière).

4° **Choix des matériaux**. — Avant tout, il importe qu'ils soient poreux et bien secs, solides et mauvais conducteurs. Il n'y a pas de règle fixe à établir quant à leur nature qui varie nécessairement avec les ressources et les habitudes de chaque localité. Le calcaire est excellent, à condition qu'on lui ait laissé perdre son eau de carrière et qu'on évite les espèces gélives. La brique est très bonne ; on associe volontiers ces deux ordres de matériaux. Les bois doivent être secs et séchés lentement (ce qui exige une conservation d'au moins deux ans), imperméabilisés ou rendus aseptiques dans celles de leurs parties qui sont appelées à être enfouies dans le sol ou encastrées dans les murailles. Employés humides ou non préparés, ils subissent une pourriture lente, fermentation des matières azotées de la sève qui les rend d'abord grenus, cassants, et les transforme, finalement, en humus; de plus, ils sont exposés aux attaques des parasites végétaux (*moisissures*, *merulius lacrymans*) et animaux (*termites*, *xylophages*, etc.). On connait aujourd'hui d'innombrables procédés de conservation, depuis la carbonisation qui convient particulièrement au bois de chêne, trop dense pour être accessible à l'injection, jusqu'aux injections de tannin, d'huiles, de résines, de goudrons, de sels minéraux antiseptiques : sulfates de cuivre, de zinc, pyrolignite de fer, acétate de plomb, bichlorure de mercure, acide arsénieux, etc. L'un des meilleurs est le mélange d'huiles bitumineuses et de naphtaline de la société des ingénieurs de Londres (1).

On attachera toute son importance à la conservation des bois quand on saura que les champignons parasites du bois ont déterminé, parfois, de véritables intoxications par les poussières inhalées.

On pratique beaucoup, de nos jours, le charpentage en fer. Ce métal souffre à peine de l'humidité et se couvre bientôt d'une couche d'oxyde dont le progrès en profondeur est très-lent. Néanmoins, il est indiqué de l'en préserver au moyen du goudron, de l'huile de lin lithargiée, de la galvanisation, etc.

On sait, depuis les expériences d'Uffelmann, Emmerich, Parize, Sanfelice, Montefusco, etc., que tous les matériaux poreux recèlent de nombreux micro-organismes, dont on ne connaît encore aucune espèce pathogène ; et, depuis les recherches de Pettenkofer, Liborius, Pfuhl et Giaxia, que le mortier de chaux jouit de la propriété d'en détruire le plus grand nombre.

5° **Orientation**. — Il n'y a rien d'absolu à cet égard : chaque région appelle une disposition différente. Cependant, si on se décidait à adopter l'éclairage unilatéral avec lumière venant du Nord, la direction nord-sud se trouverait imposée pour la plus grande longueur du bâtiment. Nous verrons que les hygiénistes goûtent peu cette disposition.

(1) PHILIPPE. — *Loc. cit.*

Il est rare, d'ailleurs, qu'on soit absolument maître du choix de son orientation. Voici les règles dont il faut se rapprocher autant que faire se peut (1).

Dans un bâtiment isolé, il est désirable que les quatre faces reçoivent successivement le soleil : il faudrait donc, si ce bâtiment devait recevoir des classes en façade de tous les côtés, poser les diagonales suivant les quatre points cardinaux pour éviter d'avoir une face au nord et une face en plein midi.

Mais telle n'est pas la disposition habituelle, et on s'efforce, au contraire, de disposer les classes les unes à la suite des autres, et d'avoir des bâtiments en longueur qui se prêtent à un agrandissement éventuel. Alors l'orientation devient facile ; celle des pignons n'a pas d'importance ; — la commission d'hygiène repousse, même pour les classes à éclairage unilatéral, l'exposition nord qui rend le rez-de-chaussée inhabitable pendant toute l'année, même dans le midi : elle se détourne également du sud et du sud-ouest trop chauds en été et préfère l'est et le nord-est pour avoir le soleil avant l'entrée des élèves en classe. Pour le cas d'éclairage bi-latéral, elle conseille l'orientation nord-est — sud-ouest, qui préserve de la chaleur de l'ouest l'été, n'expose pas un pignon en plein

(1) Commission d'hygiène scolaire, 1882. Rapp. d'ensemble. Javal, 1884.

nord, et se défile des vents régnants. Dans cette disposition, les enfants seraient assis face au nord-est, pour éviter le soleil dans les yeux ; on placerait les privés contre le pignon nord, dans la direction des vents dominants, le préau découvert et la porte d'entrée des filles le long de la façade sud-est, à l'abri des vents froids. — En Belgique, on a adopté la direction nord-sud de l'axe, c'est-à-dire l'exposition est-ouest. Guillaume (1) dirige sa façade principale au sud-sud-est, moins exposé aux vents humides que le sud-ouest ou le nord-ouest. Layet recommande l'orientation sud-est nord-ouest pour les climats tempérés, l'exposition sud-ouest nord-est pour les climats chauds. Fonssagrives (2) accepte l'orientation sud-est nord-ouest pour les pays septentrionaux, et l'exposition sud et nord dans le midi. En résumé, l'orientation sud-est nord-ouest est celle qui sera le plus souvent indiquée, sauf des considérations locales de vents violents, chargés de miasmes palustres, etc.

6° **Construction du bâtiment.** — Les baraques en bois, dans nos pays, ne peuvent jamais être que des constructions provisoires.

Les murs seront d'épaisseur convenable, ceux de moellons d'au moins 0^{m},35. On accepte volontiers,

(1) GUILLAUME. — *Hygiène des Écoles.* Conditions architecturales et économiques. *Ann. d'Hyg.* 2e série, T. 41, 1874, p. 25.

(2) *La maison* Paris, 1871, p. 65.

6

quand elles sont possibles, les murailles doubles avec interposition d'un matelas d'air isolant ou d'un corps mauvais conducteur, sciure de bois, tourbe, mâchefer, que conseille l'ingénieur Tollet. Quelle qu'en soit la disposition, elles seront soigneusement jointoyées au ciment et, si l'humidité est à craindre, imperméabilisées par la silicatisation ou quelqu'autre procédé, au moins sur les faces exposées à la pluie. Les règlements belge et hollandais prescrivent que les façades exposées au sud-ouest seront garanties intérieurement par un contre-mur d'une demi-brique isolé de 5 centimètres et rattaché au mur principal par des crochets en fer. Les cloisons séparant deux classes voisines seront légères mais assez épaisses pour empêcher la transmission du bruit de l'une à l'autre (1). Nous aurons à revenir, en étudiant la classe, sur les revêtements du sol et des murs, la disposition des fenêtres et des portes. Disons seulement que la porte d'entrée principale doit être assez large pour laisser passer plusieurs enfants de front. Nous avons admis que le rez-de-chaussée devrait être surélevé et accessible au moyen de quelques marches : toutefois, Pennequin (de Lille) reproche aux perrons d'interrompre la circulation sur les trottoirs, d'offrir quel-

(1) Burgerstein vante beaucoup, pour la construction de ces cloisons, des plaques de liège rendues incombustibles, qui conduisent mal le son, sont très légères, se découpent facilement, se vissent et se remplacent à volonté.

ques dangers, et il propose d'en diminuer la hauteur en établissant, au devant du bâtiment, une bonne pente pour écouler les eaux. On a proposé encore d'entourer la maison d'un fossé en travers duquel on jetterait une sorte de petit pont vis-à-vis de la porte d'entrée : quelle que soit la disposition adoptée, pont ou perron, il sera indiqué de garantir cet ouvrage au moyen d'une marquise.

La toiture sera à double plan incliné, percée d'ouvertures utilisables pour la ventilation. Les toits en terrasse sont à rejeter complètement, même dans le midi. Comme matériaux de couverture on a le choix entre la tuile qui est commode, mais lourde, résiste mal au vént et ne préserve pas de la pluie chassée par le vent ; et l'ardoise qui couvre mieux, mais n'a qu'une durée de quatre ou cinq ans. Une couverture en ardoises, pour être bien faite, exige une inclinaison de 33° au moins ; le clouage est moins avantageux que l'agrafure. Une ardoise de bonne qualité, plongée dans l'eau pendant un jour entier ne doit pas être mouillée à plus d'un centimètre au-dessus de la surface du liquide. Les plus foncées sont généralement les meilleures, les bleues-claires sont bonnes, les vertes durables, les bleues-foncées tirant sur le noir, spongieuses. La cuisson jusqu'à production de la couleur rouge pâle en accroît la résistance (1).

(1) LABOULAYE. — *Dictionn. des arts et manufactures.*

Les couvertures en métal, zinc ou tôle galvanisée, ont l'inconvénient d'être chaudes en été, froides en hiver, de se dilater en se gondolant (ce à quoi l'on peut remédier en se servant de tuiles ou d'ardoises de zinc) ; mais elles sont parfaitement étanches et excellentes si elles n'abritent pas directement un local habité, sans interposition d'un corps mauvais conducteur.

Les raccords des tuiles, ardoises et feuilles de métal avec les cheminées, chenaux, etc., doivent être parfaitement soignés pour éviter les infiltrations. Des gouttières convenables, des chenaux séparés de l'égoût par un siphon de pied, s'il existe un égoût, ou aboutissant au ruisseau, assureront l'écoulement des eaux pluviales.

Nous ne pouvons entrer, au sujet de l'architecture des bâtiments, dans des considérations qui dépasseraient notre compétence. Il n'y a pas de type uniforme qu'on puisse lui imposer, et la meilleure règle à observer est d'approprier, dans chaque cas particulier, la maison au terrain qu'elle doit occuper, et non le terrain à la maison qu'on se propose de construire (1). La décoration sera simple, économique, sobre d'ornements, qui, fûssent-ils de bon goût, nuisent souvent à l'éclairage ; l'école sera construite « au moins autant pour les élèves

(1) On trouvera dans le livre de L. Burgerstein et Netolicki (Vienne 1895) un certain nombre de plans empruntés à différentes nations, qui indiquent les diverses solutions qu'on peut adopter.

que pour les passants. » La commodité est la loi suprême ; la symétrie est moins indispensable ; les Anglais, et on peut en cela les imiter, n'y attachent qu'une importance secondaire, et affectent même quelque peu de la négliger. L'expérience a condamné les tentatives de style gothique et les fenêtres à partie supérieure ogivale auxquelles on a sacrifié, pendant quelque temps, de l'autre côté du détroit ; et nous verrons que les baies d'éclairement à linteau rectiligne ou à peine cintré ont seules conservé la faveur des hygiénistes.

Le type des constructions scolaires est souvent dicté par les besoins de l'enseignement et les mœurs du pays.

On attache plus ou moins d'importance à la séparation des sexes : chez nous, on l'exige absolue.

En Angleterre, on est déjà moins rigoureux, et si les sexes sont séparés à l'école, c'est seulement pendant la durée des classes. Filles et garçons, enfants des écoles maternelles, n'habitent souvent que des étages différents du même édifice. En Autriche, en Suisse, des essais plus complets ont été tentés avec quelque succès ; mais l'expérience la plus probante du système a été faite en Amérique, et une enquête du général Eaton, chef du Bureau d'Education (*commissionner*) au ministère de l'Intérieur, à Wosington, sur 340 communes, lui est favorable. Buisson (1), dont l'autorité est

(1) L'Instruction primaire à l'Exposition de Philadelphie en 1876. Paris, 1878.

unanimement reconnue, consacre à la défendre un long plaidoyer dont nous extrayons les renseignements suivants. La coéducation a été souvent, au début, non le résultat d'un système, mais celui des circonstances : pourtant, tout en se multipliant et en s'enrichissant, les écoles sont restées mixtes, et, dans bien des cas, après avoir essayé du dédoublement, on est revenu au système primitif ; à côté d'écoles où les sexes sont nettement séparés, il en est où, jusqu'à l'école normale, non seulement on les réunit, mais même on les entremêle. Il y a à cela une raison d'économie et une considération pédagogique, car il est plus avantageux de répartir une centaine d'enfants des deux sexes en quatre classes mixtes se suivant par ordre de force qu'en deux classes distinctes pour chaque sexe. De plus, les mœurs américaines se rapprochent plus que toutes les autres du principe de l'égalité des sexes : la femme, dans ce pays, jouit d'une extrême liberté, sous la protection de tous ; la loi lui ouvre nombre de carrières que nous ne lui permettons pas d'aborder. Appelés à vivre ensemble, disent les Américains, pourquoi les deux sexes ne seraient-ils pas élevés ensemble ? Pourquoi les isolerait-on avec soin à l'école quand ils se voient librement à la sortie, et que cette promiscuité innocente se continue dans les familles, dans les jeux, plus tard dans les entretiens et dans les affaires ? Loin de s'opposer au contact, les parents laissent toute liberté à leurs enfants et comptent beaucoup sur ce moyen pour former les caractères et policer la jeunesse. Les hommes qui ont quelque pratique de l'éducation attestent que la réunion des filles et des garçons à l'école primaire profite aux uns et aux autres ; que les garçons deviennent plus doux et moins turbulents, les filles plus sérieuses et plus retenues : habitués à vivre côte à côte, ils ne sont pas plus en danger que les frères et sœurs dans une même famille : affecter de les séparer, c'est éveiller une curiosité inquiète ; la liberté d'allures est peut-être le meilleur préservatif du mal. Au point de vue des études, les deux groupes se stimulent réciproquement ; l'intérêt et l'animation de la classe s'en trouvent accrûs. L'argument tiré de l'inégalité de l'intelligence est contesté : les maîtres reconnaissent qu'elle est insensible à l'école primaire ; on est moins d'accord quand on s'élève jusqu'aux classes de grammaire, et on craint que les jeunes filles, si elle parviennent a fournir la somme d'efforts qu'on leur demande, ne le puissent qu'au détriment de leur santé, surtout si cet effort leur est imposé au moment où leur organisme, en voie de développement, a le plus besoin d'être ménagé, alors qu'elles n'ont pas, comme les jeunes gens, la ressource de se détendre par quelques heures d'excercice musculaire. On n'obtiendrait la même somme de travail que sous l'influence d'une excitation nerveuse funeste que Clarke invoque comme la cause de la faiblesse remarquable qui caractérise, selon lui, les femmes américaines. M. Buisson est favorable à cette thèse. Malgré ces objections, auxquelles les Yankees se montrent peu sensibles, la coéducation a franchi les classes de grammaire pour s'élever jusqu'aux écoles normales, et les maîtres ne s'en plaignent pas : la population de ces établissements se compose surtout de jeunes gens pauvres, qui songent, avant tout, à se créer une position. Elevés sous le régime tutorial, on voit jeunes gens et jeunes filles aller de la maison à l'école et réciproquement en conservant une attitude qui n'a rien de menaçant pour la décence. Mlle Loizillon (1) est moins affirmative et avoue qu' « il est bien difficile de formuler une opinion sur le système si fort controversé, même aux Etats-Unis, de la coéducation des sexes ».

« A ne juger la question que superficiellement, dit-elle, le mélange d'enfants de dix et même de douze ans ne présente nul inconvénient, et n'offre au contraire que des avantages. Les dispositions différentes, particulières aux deux sexes, ont sur chacun, par ce contact journalier, une influence salutaire.

« La précocité des petites filles, leur sociabilité stimule la volonté et adoucit la brusquerie des garçons qui, à leur tour, animent leurs compagnes par leur gaieté et leur entrain.

(1) Mlle Marie Loizillon, Inspectrice générale des Écoles maternelles. — Rapport présenté à M. le Ministre de l'Instruction publique après une mission officielle aux États-Unis, 1883.

« Enfin l'émulation qui réunit tous ces enfants est profitable à tous.

« Mais, plus tard, le système ne semble plus avoir la même puissance éducative, et on arrive à penser qu'il y a, à le prolonger au-delà de la période de l'enfance, certains périls d'un ordre assez sérieux, bien que la question de moralité soit absolument hors de cause.

« Dans les classes qui réunissent des élèves de 18 à 22 ans, l'étude des physionomies est très intéressante et très curieuse. On est frappé de la réserve, de la timidité et de la gaucherie qui, chez les jeunes gens ont succédé à la simplicité et au courant naturel du premier âge. On dirait qu'ils se sentent dominés par le milieu où ils se trouvent, tandis que les jeunes filles, chez qui le sentiment de leur supériorité s'est encore affermi, ont, au contraire, une assurance mêlée d'une pointe d'ironique gaité devant les bévues de leurs compagnons moins sûrs d'eux-mêmes. Cette situation ne tendrait-elle pas à détruire, dès l'école, le prestige et par suite l'autorité que l'homme doit exercer dans la famille ? »

Telle est l'opinion d'une femme compétente et distinguée qui a vu par elle-même. Dans la coéducation des sexes, elle ne verrait que des avantages, si elle ne redoutait les conséquences et les dangers qui peuvent naître, pour la famille, du trop grand développement donné à l'instruction des femmes.

Sur ce point particulier, nous pensons que les

deux sexes ont des droits égaux au bienfait de l'instruction, et que la possession du degré d'instruction le plus étendu est parfaitement compatible avec le goût et l'habitude des soins que les femmes doivent à leur intérieur.

Nous demandons pardon au lecteur de cette digression qui nous paraissait nécessaire pour démontrer que nous nous montrons peut être, en France, à l'égard de la séparation des sexes à l'école, d'un rigorisme exagéré. La Commission d'hygiène des Écoles est entrée dans les mêmes vues en demandant, dans un intérêt d'économie et de stimulation, la suppression des écoles mixtes dédoublées, exigées dans les communes de plus de 400 habibants, et en émettant l'avis qu'il est plus avantageux de diviser les enfants par âges que par sexes. La séparation ne commencerait qu'à l'école primaire supérieure et professionnelle.

7° **Des locaux nécessaires**. — En attendant, on persiste à réunir, dans un même « groupe scolaire » l'École maternelle et les deux écoles primaires en leur donnant à chacune une entrée et des dépendances particulières ; le règlement prescrit seulement d'éviter de placer la première entre les deux autres. On conseille aussi de ne pas réunir dans le même groupe plus de 750 enfants, 300 de chaque sexe, et 150 petits. En Angleterre, les groupes scolaires existent aussi, disposés comme nous l'avons dit, aux divers étages d'une construction commune. Il n'y a pas, pour nos écoliers, d'autres lieux généraux de réunions que les préaux et la salle de dessin ; les classes sont entièrement séparées et ne communiquent entre elles qu'autant que le nécessite la surveillance générale. En Angleterre et en Amérique, où le système d'éducation s'inspire encore de la méthode mutuelle, la disposition intérieure des locaux diffère notablement de ce qu'elle est chez nous. A Londres, on pratique deux systèmes, le système anglais, dans lequel plusieurs classes réunies dans une même salle et séparées par des tentures ou des cloisons mobiles peuvent être mises promptement en communication pour les exercices communs ; et le système prussien, dans lequel les classes sont séparées : mais alors l'école comporte une grande salle (*Hall*) pouvant servir à la fois de lieu de récréation pendant les jours de pluie, de salle des fêtes, de lieu de réunion pour la formation des rangs avant l'entrée à l'école. On sacrifie souvent tout le reste à ce local.

Les écoles primaires supérieures et les écoles normales ne sont astreintes à aucun type spécial, pourvu qu'elles répondent aux besoins.

Ecoles maternelles. — Aux termes du règlement scolaire modèle de 1887, elles doivent comprendre les locaux suivants :

1° Un vestibule d'entrée formant salle d'attente pour les parents ;

2° Une ou deux salles d'exercices ;

3° Un préau couvert et fermé ;

4° Une cuisine pour préparer et réchauffer les aliments des enfants ;

5° Une cour de récréation avec un petit jardin ;

6° Un abri avec privés et urinoirs pour les enfants ;

7° Un logement pour la directrice, et, s'il y a lieu, un logement pour une ou plusieurs adjointes.

Il est bon de prévoir, en outre, une salle pouvant servir de lieu de repos aux enfants qui, dans la journée, se trouvent fatigués ou malades, et recevoir des hamacs ou des lits mobiles.

S'il y a plusieurs salles d'exercices, elles ne pourront être contiguës ; elles devront communiquer avec le préau couvert, soit directement, soit par des couloirs ou galeries d'au moins 1 m, 50 de largeur. Elles seront de forme rectangulaire, avec une surface d'au moins 0 m, 80 par enfant, une hauteur de 4 mètres, et une largeur minimum de 8 mètres : parquetées en bois dur, à plafonds unis, dépourvus de corniches, à angles arrondis ; sans communication directe avec l'extérieur ; éclairées par des fenêtres percées dans les deux murs longitudinaux en assez grand nombre pour que la lumière arrive dans toutes les parties de la classe, avec des linteaux distants du plafond de 0 m, 20, un appui taillé en glacis à 1 m, 20 du sol, au maximum ; et pourvues d'un appareil de chauffage et de moyens de ventilation.

Le préau aura une surface d'environ 0 m, 80 par

élève, et une hauteur de 4 mètres ; un sol dallé, carrelé ou cimenté.

La cuisine communiquera avec le préau et prendra jour directement à l'extérieur ; le sol en sera carrelé, dallé ou cimenté.

La cour de récréation assurera un espace de 3 mètres environ par enfant sans pouvoir mesurer moins de 150 mètres ; le sol en sera sablé, jamais bitumé ni pavé, les trottoirs sans saillie, la pente toujours inférieure à 0 ^{m}, 03 par mètre. Elle sera plantée d'arbres et complétée d'un petit jardin.

Les privés seront distincts pour chaque sexe et il y aura des urinoirs pour les garçons. Ils seront mis en communication avec le préau par un abri ; leurs parois seront imperméables, leurs angles arrondis, leur sol en pente ; ils seront pourvus d'un effet d'eau.

Le logement de la directrice comprendra deux ou trois pièces à feu, une cuisine, des privés intérieurs et une cave, et occupera une superficie totale de 70 mètres carrés.

Le logement de l'adjointe comprendra une pièce à feu et un cabinet. L'école et les logements seront distincts ; ils n'auront aucune communication directe. Nous préférerions les voir hors de l'école, avec l'aspect d'un petit « *Cottage* » entouré d'un jardin, comme il est d'usage en Angleterre. Il doit y avoir aussi une séparation complète entre la classe et les services étrangers comme les mairies, justices de paix, dont les allées et venues nuisent à la tranquillité ; les entrées de ces services doivent même être indépendantes des cours de récréations et des jardins de l'école (1).

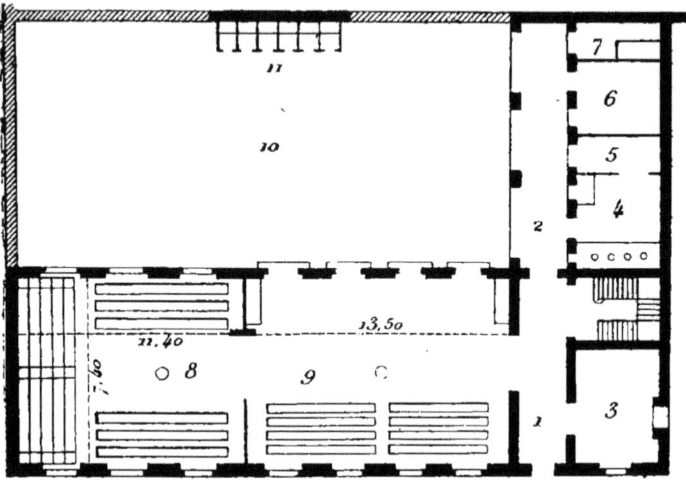

Fig. 2.

1. Entrée. — 2. Vestibule. — 3. Parloir. — 4. Cuisine. — 5. Office. — 6. Salle de repos. — 7. Privés intérieurs. — 8. Salle d'exercices. — 9. Préau couvert. — 10. Préau découvert. — 11. Privés.

(Le logement de la directrice est au premier étage, celui des adjointes au second, prenant jour sur le préau découvert).

Voici une figure, empruntée à Narjoux (2), qui indique, aux dimensions près, un peu inférieures

(1) LAMBERT. — *Mun. et doc. scolaires.* 2e série, fasc. 48.

(2) *Les Ecoles publiques*, Paris 1879. p. 248 (Morel. Rue Bonaparte, 13. edit.).

aux prescriptions du règlement, de quelle façon on peut concevoir la distribution d'une école maternelle isolée. Nous aurons l'occasion plus loin de figurer la même école annexée à un groupe scolaire.

Ecoles primaires élémentaires. — Selon les instructions du même règlement, une école primaire élémentaire doit comprendre ;

1° Un vestiaire distinct ou un vestibule pouvant servir de vestiaire ;

2° Une ou plusieurs salles de classe ;

3° Un préau couvert avec gymnase, et, s'il y a lieu, un petit atelier pour le travail manuel élémentaire ;

4° Une cour de récréation avec jardin, partout où il sera possible ;

5° Des privés et des urinoirs;

6° Un logement pour l'instituteur ou l'institutrice, et, s'il y a lieu, des logements pour les adjoints ou les adjointes.

De plus, s'il y a lieu, pour les écoles de plus de trois classes :

1° Un logement de concierge;

2° Une pièce d'attente pour les parents ;

3° Un cabinet pour l'Instituteur ou l'Institutrice ;

4° Une pièce pour les adjoints ou les adjointes ;

5° Une salle de dessin avec un cabinet pour le dépôt des modèles;

6° Un atelier pour le travail manuel dans

écoles de garçons ou une salle de couture et de coupe dans les écoles de filles ;

7° Un gymnase.

Il y a, cela se conçoit, mille manières de satisfaire à ces prescriptions, suivant le terrain dont on dispose, l'exposition qu'on recherche, les ressources qui sont accordées, le nombre d'élèves à prévoir. Il n'est pas possible de créer un type unique répondant à toutes les situations dont chacune conserve sa part d'imprévu. L'habileté de l'architecte consiste à utiliser son terrain au mieux de l'aisance et de la commodité. Une solution assez pratique, quand on est limité par l'espace, est d'affecter le rez-de-chaussée à la loge du concierge, au parloir, aux préaux, le premier étage aux classes, au cabinet du directeur, à la salle de dessin, et le second étage aux logements. Dans un groupe scolaire, les mêmes locaux se répéteront symétriquement de chaque côté de la ligne médiane, et l'école maternelle affectera une disposition telle qu'elle ne soit pas comprise entre l'école des garçons et l'école des filles. Nous donnons ci-dessous (fig. 3 et 4), à titre d'exemple, le plan d'une école très-bien comprise, élevée rue d'Alésia par M. Vaudremer, architecte, que nous empruntons encore à Narjoux (1).

Il sera indiqué d'ajouter aux locaux ci-dessus un atelier pour le travail manuel élémentaire, dans

(1) *Loc. cit.* p. 179 et 180.

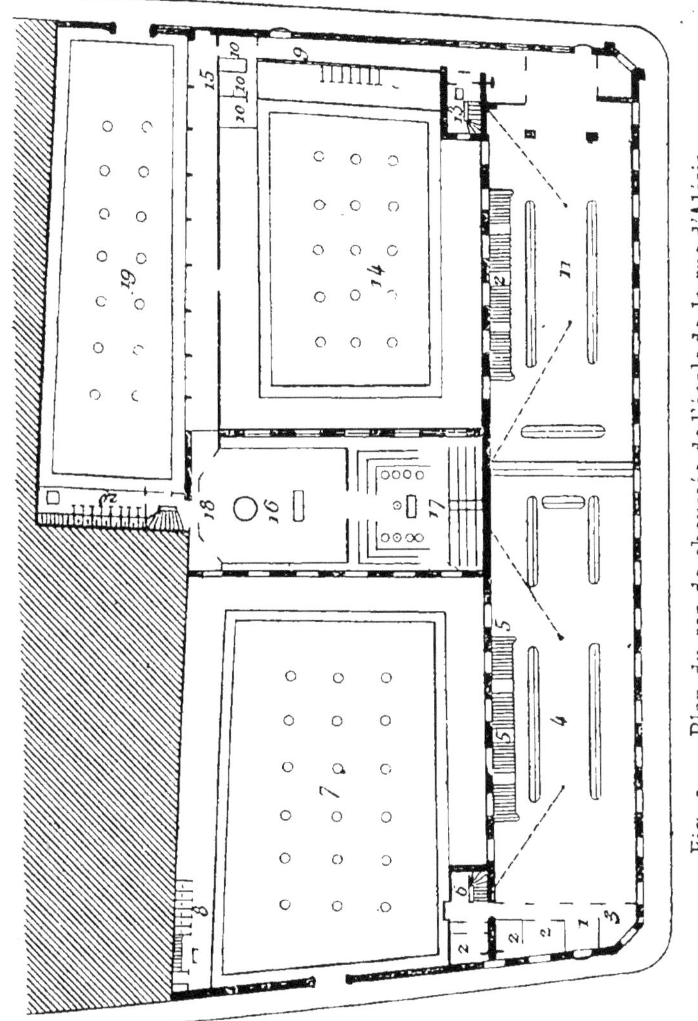

Fig. 3. — Plan du rez-de chaussée de l'école de la rue d'Alésia.

1. Entrée des garçons. — 2. Logement du concierge. — 3. Parloir. — 4. Préau couvert. — 5. Escalier des classes. — 6. Escalier des logements. — 7. Préau découvert. — 8. Privés. — 9. Entrée des filles. — 10. Concierge. — 11. Préau couvert. — 12. Escalier des classes. — 13. Escalier des logements. — 14. Préau découvert. — 15. Entrée de l'asile. — 16. Préau couvert. — 17. Salle d'exercices. — 18. Escalier des logements. — 19. Préau découvert. — 20. Privés.

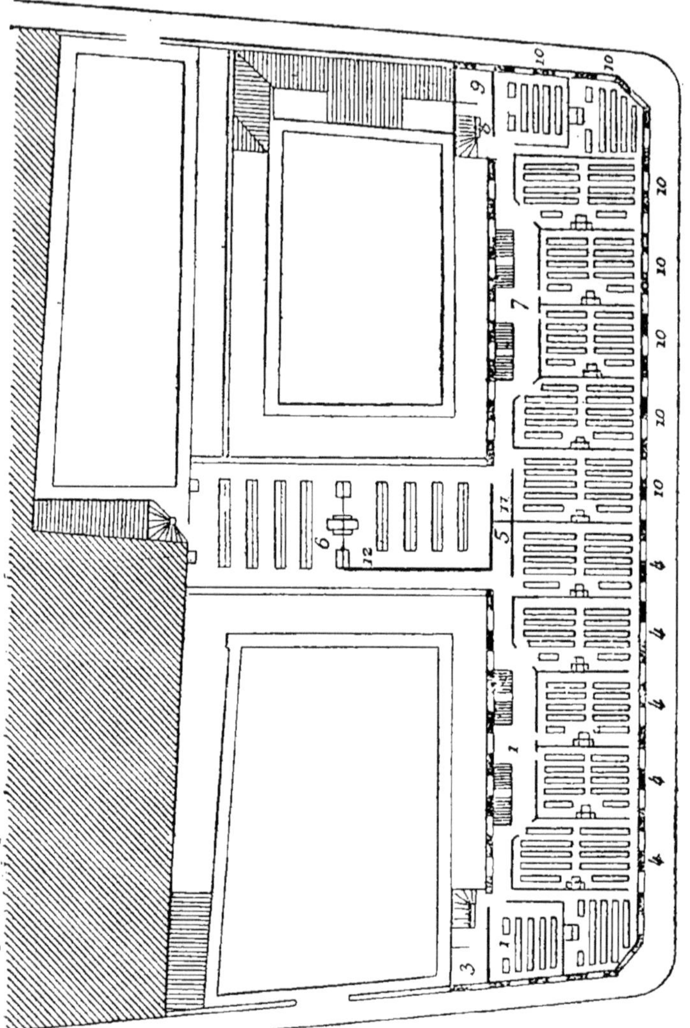

Fig. 4. — Ecole de la rue d'Alésia. — 1er étage.

1. Escalier des garçons. — 2. Escalier des logements. — 3. Cabinet du Directeur. — 4. Classes. — 5. Dépôt. — 6. Salle de dessin. — 7. Escalier des filles. — 8. Escalier des logements. — 9. Cabinet de la directrice. — 10. Classes. — 11. Dépôt. — 12. Salle de dessin.

les écoles de garçons, et une salle de couture et de coupe dans les écoles de filles.

L'ingénieur Tollet a essayé de réaliser un type économique de construction scolaire du modèle de ses pavillons à forme ogivale. Nous en empruntons à l'ouvrage de Riant (1) la description suivante.

L'axe de la construction est dirigé SE-NO. L'école est éclairée sur ses deux faces, mais avec une intensité dominante pour la face nord-est. Le jour sud-ouest est diminué par l'auvent qui abrite le préau couvert; en outre, les châssis de la toiture, placés à 6 mètres de hauteur du côté nord-est, permettent à la lumière venant de gauche de pénétrer jusqu'à la paroi opposée. C'est une application de l'éclairage différentiel, que nous aurons à apprécier plus tard.

L'ossature est en fer à double T de forme ogivale; elle reçoit un remplissage en briques ou en béton composé de matières hydrofuges, de préférence aux moellons presque toujours humides. Les fondations sont peu profondes. Le dallage (ciment, bitume, carreaux) est imperméable et permet les lavages; la couverture en tuiles mécaniques ou métalliques suivant les climats. Les croisées sont simplement accrochées aux fers de l'ossature; il n'y a pas besoin de scellements; les étages sont supprimés ainsi que les angles et les charpentes saillantes. Les parois de la classe sont revêtues à l'intérieur de

(1) *Traité d'hygiène scolaire.*

matières imperméables jusqu'à l'appui des croisées.

La classe ogivale donne, à surface égale, un cube presque double, soit environ 6 mètres cubes par mètre carré superficiel, c'est-à-dire par élève. La forme ogivale favorise la ventilation naturelle : l'air pur s'introduit par les vasistas du toit, des ventouses inférieures et des châssis mobiles. L'évacuation se fait par la ventouse du faîtage qui règne sur toute la longueur des châssis et se règle au moyen d'un cordon de tirage.

Le chauffage s'exécute au moyen de poêles calorifères portatifs. Un manchon de ventilation entoure le tuyau de fumée.

Toutes les classes sont séparées par un large vestiaire. Le préau couvert règne sur toute la face sud-ouest, et abrite les cabinets.

La construction revient à 50 ou 60 francs le mètre carré couvert et les logements annexés à 70 francs : on peut ajouter de nouvelles travées quand la population augmente. La dépense monte à 250 francs seulement par élève.

Les *écoles primaires supérieures* n'affectent pas une disposition essentiellement différente de celle des écoles élémentaires, sauf les locaux qu'il faut prévoir pour l'aménagement des ateliers et pour le couchage des élèves. Les Écoles normales ne diffèrent pas, fondamentalement, des autres internats dont nous aurons encore à nous occuper.

Les Internats primaires comporteront des dortoirs, un réfectoire, des salles d'étude dont nous aurons à préciser plus loin les conditions, et une infirmerie comprenant une chambre commune, deux salles d'isolement et un local pour l'infirmière.

La classe.

Dans les Ecoles primaires, elle ne doit pas recevoir plus de 50 élèves (1), ayant droit chacun à un espace superficiel de $1^{m},25$. Il faut baser sur ces chiffres le calcul de ses dimensions fondamentales. Avec la hauteur de plafond égale, réglementairement, à 4 mètres, le cube dont jouit chaque élève s'élève à 5 mètres cubes. En Belgique, on demande $1^{m},50$ de superficie et $6^{m3},750$ de cube par tête. De plus, le maximum d'élèves est de 40 pour les divisions inférieure et moyenne, et de 35 pour la division supérieure. En Russie, on demande de 4 à 5 mètres cubes, avec une hauteur de 4 mètres.

Dimensions. Pour déterminer les dimensions de la classe, il faut tenir compte encore du champ de surveillance, de la « puissance disciplinaire du regard », de la portée de la voix et de celle de la vue pour la lecture au tableau. Tout, dans la distribution de ce local, place des fenêtres, des portes, de

(1) En Amérique, on admet comme maxima 30 pour les élèves de grammaire, 40 pour les classes inférieures. Gréard veut qu'on se rapproche des chiffres de 25 à 30 dans les classes élémentaires, 35 dans les classes moyennes, 40 dans les classes supérieures, sauf la rhétorique et les mathématiques spéciales qui admettent un auditoire plus considérable.

l'appareil de chauffage, emplacement des bancs, passages, doit être calculé à l'avance, si on veut éviter des mécomptes (Narjoux). Comment donc appliquer les prescriptions du Règlement ?

Layet (1) suppose une classe de 48 élèves, leur accorde à chacun en largeur une place de $0^m,60$ à $0^m,65$ selon leur âge, et suppose entre les tables, un passage de $0^m,50$, entre celles-ci et les murs une séparation de $0^m,60$. Il admet que les pupitres-bancs occupent, en profondeur $0^m,70$ à $0^m,80$; que deux rangs successifs de tables sont séparés par un intervalle de $0^m,10$, et que la dernière est à $0^m,70$ du mur de fond. En disposant 6 rangs de 8 élèves, il obtient, pour la largeur, $7^m,50$ à $7^m,90$, pour la longueur $7^m,40$ à 8 mètres, dont 2 mètres pour l'espace occupé par la chaire. Avec 8 rangs de 6, la largeur devient $5^m,80$ à $6^m,10$, la longueur 9 mètres à $9^m,80$. Ces combinaisons ne donnent que $1^m,15$ à $1^m,32$ dans le premier cas, $1^m,09$ à $1^m,24$ dans le second pour la place superficielle occupée par chaque élève ; mais la première disposition est celle qui se rapproche le plus des données réglementaires, la plus avantageuse à tous les points de vue, celle qui s'oppose le plus efficacement à l'encombrement, surtout si on renonce aux bancs à plusieurs places qu'on tend, au grand bénéfice de l'hygiène, à remplacer partout par les pupitres-bancs individuels ou à deux places.

(1) *Dict. encyclop. des sc. médicales.* Art. École.

Le Règlement veut que les classes offrent la forme rectangulaire, qui convient particulièrement à celles qui doivent recevoir plus de 50 élèves ; encore est-il nécessaire que l'écart entre les deux dimensions ne soit pas trop considérable. Les salles longues et étroites sont peu favorables à la surveillance, à l'enseignement, à la lecture au tableau, et le maximum de longueur qu'on puisse tolérer est 10 mètres. Aussi les relations entre les deux dimensions de 2 à 3, de 3 à 4, prescrites par certains règlements étrangers sont-elles inacceptables, et ne doit-on pas excéder celle de 8 a 9 que conseille Creutzer. En Belgique, la longueur l'emporte de deux mètres sur la largeur. En Russie, on admet que la largeur ne doit pas dépasser 8 à 9 archines (l'archine vaut un peu plus de 0,70) pour une longueur de 13,3 archines qui est considérée comme la plus convenable (Kranzfeld). Les exigences de l'éclairage, qui limitent à $6^m,50$-$7^m,20$ pour une classe de 40 à 50 élèves la largeur à ne pas dépasser (Trélat), obligent à disposer les bancs perpendiculairement à la plus longue paroi, celle où sont percées les fenêtres ; de sorte qu'une classe absolument carrée, malgré sa commodité à d'autres égards, serait irréalisable, avec l'éclairage unilatéral, mais conviendrait bien à une classe éclairée des deux côtés. — On ne saurait trop insister sur ce fait, que nous démontrerons au chapitre « éclairage » qu'il faut toujours disposer les bancs de façon à leur assurer, à gauche, le principal éclairage. Bien des maîtres, malheureusement, négligent ce précepte dont ils ignorent l'importance, pour ne prendre conseil que de leur commodité ou de leur bon plaisir. Nous en connaissons plus d'un exemple.

La chaire, placée face aux tables-bancs, rencontre vis à vis d'elle, dans la disposition à 6 rangées de 8 élèves, un vide longitudinal, désavantageux au point de vue de la surveillance. L'inconvénient disparaît dans la disposition à 8 rangées de 6. Dans l'espace réservé au maître on comprend la place du poêle, et celle que nécessite le développement des portes d'entrée et de communication. Cette dernière est réservée aux personnes chargées de la discipline générale. Souvent, on ménage dans la cloison de séparation de deux classes voisines, au-dessus de la chaire, une partie vitrée, pour la surveillance inopinée. Les classes doivent être indépendantes les unes des autres et donner sur une galerie de dégagement qui facilite la mise en rangs et le maintien de l'ordre.

Revêtement du sol. Les revêtements en asphalte, en ciment, en carreaux céramiques, etc., ne conviennent qu'aux locaux occupés transitoirement, comme le vestiaire, le préau, la cuisine, les privés. Parmi les carrelages, on rejettera ceux qui sont perméables, et on placera les autres sur lit de mortier de ciment. On a beaucoup vanté un pavage en briques formées d'un mélange de bitume et de liège en grains, comprimé à de hautes pressions. La masse ainsi obtenue serait cohésive, résistante, dure mais élastique, durable, peu sonore, insensible à la gelée, toujours sèche. Complétée par un ciment unitif spécial, elle composerait un revêtement uni, facile à tenir propre, jamais froid aux pieds, ininflammable ; faisant preuve, en un mot, de toutes les qualités désirables. Le procédé mérite d'être expérimenté (1).

La classe doit être pourvue d'un plancher en bois dur : les bois légers, dont l'usure est rapide, répandent d'abondantes poussières, et se résolvent en échardes dangereuses : on ne les emploiera donc qu'exceptionnellement, après imperméabilisation. C'est au chêne qu'il faut s'adresser de préférence, en s'efforçant de supprimer les joints et l'entrevous, réceptacles d'ordures virulentes. On y parvient en posant les frises, à chaud, dans un bain de bitume, ou en adoptant les parquets démontables du système Cassard, posés sur une double couche de carreaux en terre cuite, percés les uns de trous coniques, les autres de rainures à queue d'aronde, entre lesquels on coule un enduit hydrofuge spécial (2). Les carreaux reposent sur des voûtes en briques que nous avons figurées ailleurs, ou directement sur le sol convenablement préparé. Pour les parquets d'étages, on supprime l'entrevous en remplissant l'intervalle des lambourdes de corps incombustibles et mauvais con-

(1) *Sanitary record*, 15 nov. 1892, p. 240.
(2) RICHARD. — *Précis d'hygiène appliquée*, p. 25.

ducteurs. Enfin les frises doivent être imperméabilisées à l'huile bouillante, à la paraffine, ou à la préparation de caoutchouc appelée *Kamptulicon* que Guillaume recommande comme préservant de l'usure, étouffant le bruit, évitant l'humidité et permettant l'enlèvement intégral des poussières (1).

Plafonds. Le règlement les demande unis, arrondis aux angles ; proscrit les corniches, les poutres saillantes, qui multiplient les angles morts. Les planchers en fer dont les solives sont reliées par des voûtes en briques qu'on emploie quelquefois, peuvent être considérés comme donnant une surface unie. Les plafonds seront blanchis à la chaux, ou peints, et l'opération sera renouvelée, dans le premier cas, au moins une fois par an, à l'époque des vacances.

Revêtement des murs. Les revêtements en ciment, en carreaux de faïence, etc., conviennent aux privés, aux réfectoires, aux cuisines, aux salles de bains. La face intérieure des murs, et les deux faces des cloisons qui séparent les classes sont revêtues d'abord d'une couche de plâtre : on sait que cet enduit ne peut être employé que moyennant l'addition d'un excès d'eau. Il est long à se dessécher, et l'occupation prématurée des appartements est à bon droit réputée fâcheuse pour la santé. L'expression « essuyer les plâtres » est la

(1) *Loc. cit.*

traduction populaire de cet inconvénient. Pour qu'une pièce soit habitable, il faut que la proportion d'eau conservée par le plâtre descende au-dessous de 15 %, ce dont on s'assure en prélevant, au moyen d'une vrille, une certaine quantité de plâtre et en la pesant avant et après dessication. Il ne manque pas de moyens artificiels pour sécher les murs : quelque méthode qu'on emploie, il faut avoir soin de chauffer, toutes issues fermées, jusqu'à saturation de l'air, d'aérer, et de recommencer. Marc d'Espine indique le criterium suivant du degré d'assèchement compatible avec l'habitabilité : une masse de chaux vive, abandonnée librement à l'air de l'appartement, ne doit pas absorber plus de 4 à 8 grammes d'eau par kilogramme. Nous reviendrons sur les procédés de durcissement.

Les revêtements intérieurs en bois sont très isolants, et une couche de bois de 0,07 centimètres d'épaisseur double la capacité calorifique des murs en calcaire ; il suffit de 0,035 pour doubler celle d'un mur en briques (1). Malgré cela, on en est arrivé à les rejeter parcequ'ils coûtent cher, se fendillent et moisissent.

Faut-il imperméabiliser les murs ou leur laisser leur porosité. Chaque système a ses partisans. Pour ceux de la perméabilité, la maison doit « respirer » et la ventilation de porosité est loin d'être une

(1) TRÉLAT. — *Congrès d'hygiène de Londres*, 1891.

quantité négligeable. Pettenkofer, qui s'est fait le défenseur de cette théorie, soutenait qu'il entrait plus d'air par les pores des matériaux que par les mal-joints. Il y avait là une évidente exagération, et des expériences plus précises ont montré qu'il n'en passe pas plus de 5 à 10 litres par mètre de surface , avec un vent ordinaire, c'est-à-dire une quantité négligeable. Avec la vitesse de cheminement que cela représente, il n'y a pas à craindre que les microorganismes du dehors pénètrent dans la maison, et cet argument, s'il était le seul à opposer à la porosité, n'aurait guère de valeur. D'ailleurs les plaques de matériaux ont la propriété de filtrer l'air, et si, à la faveur de l'humidité les germes peuvent, jusqu'à un certain point, cheminer à travers leurs interstices, il ne s'agit que de quelques saprophytes dont la vitalité puissante a bien vite raison de la faible résistance des microbes pathogènes (1), aidée en cela par l'intensité des phénomènes d'oxydation dont les substances poreuses sont le siège. Quoiqu'il en soit, et si l'on se décide pour les parois perméables, on les protégera par un badigeonnage à la chaux additionnée d'un ou deux dixièmes de crésyl, en renouvelant l'opération tous les 6 mois ou, au moins, tous les ans. Quelques procédés de durcissement, et parmi eux celui de H. Vallin, qui avait imaginé *la marmoréine*,

(1) MONTEFUSCO. — *Matériaux de construction et microorganismes.* Naples, 1891.

ont la propriété de détruire la perméabilité aux liquides, en conservant la perméabilité à l'air ; ils seraient, si le fait est exact, particulièrement indiqués dans le cas qui nous occupe.

Les enduits imperméables sont extrêmement nombreux : tels le *Ciment porcelaine*, le *Ciment Sorel* à base d'oxychlorure de magnésie, le *stuc*, les *peintures diverses*, à l'huile, au goudron, etc. Ils suppriment, il est vrai, la perméabilité des parois ; mais ils laissent une surface unie, lisse, se prêtant aux lavages et à la désinfection qui en sont les corollaires indispensables. Une classe ventilée peut se passer du faible renouvellement d'air qui s'opère à travers les murailles ; aussi l'imperméabilisation a-t-elle trouvé un grand nombre de partisans, parmi lesquels Trélat, et le règlement l'a adoptée.

Les murailles seront peintes en couleur claire, vert, bleu ou gris. On a accusé le blanc de prédisposer à l'*héméralopie*. On préférera, aux préparations saturnines ou arsenicales, les couleurs à base de zinc. Un procédé mixte consiste à ne peindre les murs que jusqu'à une certaine hauteur, en les laissant perméables au dessus. Les papiers de tenture, avec leur couche de colle fermentescible, leurs couleurs nuisibles, leur surface tomenteuse, sont réprouvés par la plupart des hygiénistes, et avec raison. Si on tenait absolument à les employer, au moins faudrait-il les choisir lisses et de teinte uniforme.

On a conseillé d'utiliser la surface des murs à

l'inscription de préceptes de morale, à la reproduction, en grandes dimensions, d'objets usuels, de

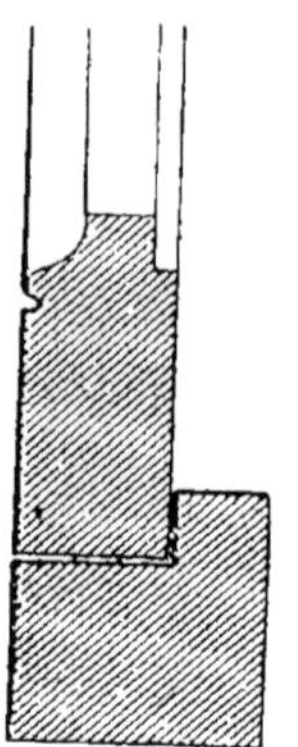
Fig. 5.

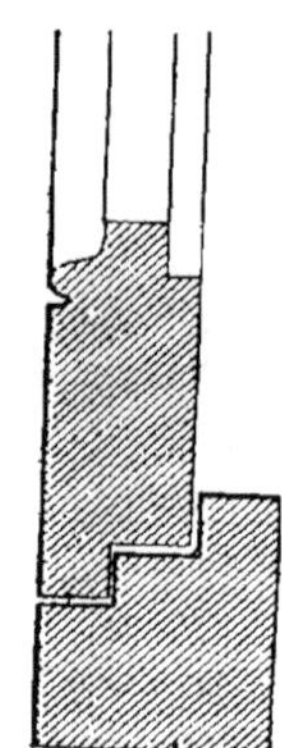
Fig. 6.

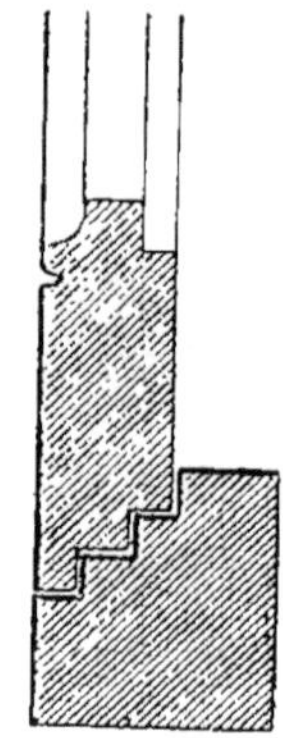
Fig. 7.

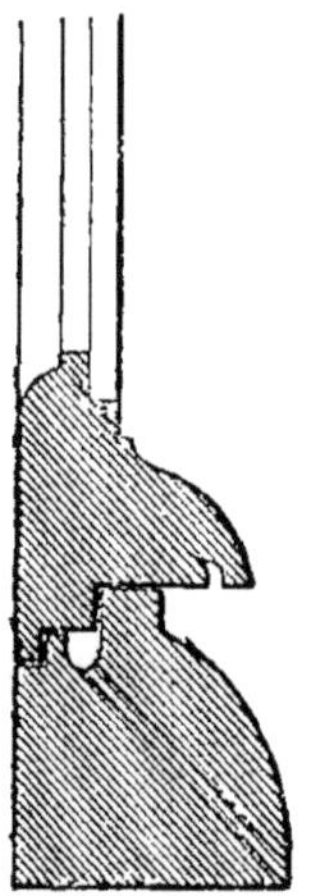
Fig. 8.

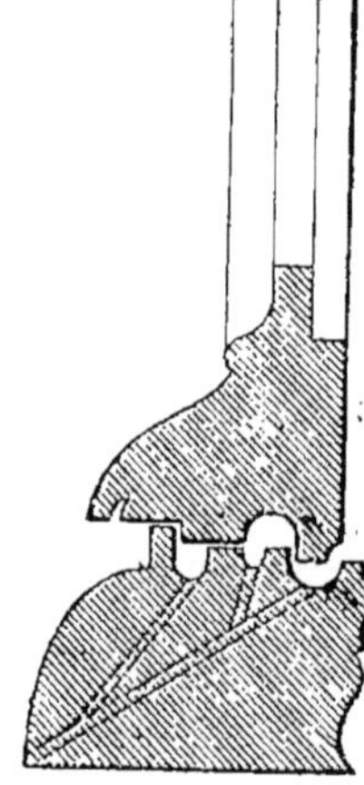
Fig. 9.

cartes géographiques, dont la vue continuelle laisserait une image persistante dans la mémoire des écoliers. L'idée est bonne ; à défaut, on la recouvre de pancartes et de tableaux noirs qu'il faut avoir soin de disposer à une hauteur appropriée à la taille des élèves.

Portes. Celles des classes doivent être à vantail unique, larges de 0^{m},80 à 1 mètre ; celles des préaux, des escaliers et des services généraux beaucoup plus larges. Narjoux accorde la préférence aux portes à glissement latéral, qui tiennent peu de place, s'ouvrent et se ferment rapidement et sans bruit, et prennent un écartement en rapport avec les besoins.

Fenêtres. Nous aurons à les étudier plus loin dans leurs dimensions, leur nombre, quand nous étudierons l'éclairage et la ventilation. Nous ne parlerons ici que du mode d'occlusion et des joints. Ceux-ci doivent avoir pour but de s'opposer complètement à la pénétration de la pluie : ils sont différents pour le haut dans les fig. 5, 6, 7 et pour le bas dans les fig. 8 et 9 (1). Les figures 5, 6, 7, 8 et 9 permettent, mieux qu'une longue description, de se rendre compte de la manière dont on a résolu le problème. Il existe d'autres dispositions plus perfectionnées dans le détail desquelles nous ne saurions entrer sans dépasser les limites de ce livre.

Annexes de la classe.

Préau couvert. Il doit avoir une surface égale à celle de toutes les classes réunies, une hauteur de 4 mètres. « Il doit offrir une surface entièrement libre, et un grand espace vide, régulier, sans re-

(1) Figures empruntées à Philippe (*Loc. cit*).

traits ni saillies pouvant gêner la surveillance. Les points d'appui doivent avoir le moins d'importance possible, et les colonnes en fer rendent des services précieux (1) ». Il doit être largement éclairé par des fenêtres donnant sur l'extérieur ou sur le préau découvert, et muni de larges portes pour pouvoir, en été, être largement aéré. L'installation de lavabos, à raison d'une cuvette pour 20 enfants, en moyenne, dans tous les préaux, est désirable. On s'en sert quelquefois comme de réfectoires et alors ils doivent être meublés de tables mobiles et de bancs. Ailleurs, on y installe le vestiaire ; c'est à tort : les émanations des vêtements plus ou moins souillés ou mouillés, les odeurs des paniers et des chaussures, sont à écarter d'un local destiné à être souvent occupé. Le vestiaire doit être à part.

Le préau communiquera avec les privés, si faire se peut, par des galeries couvertes. Son sol sera recouvert d'un enduit imperméable, pavage en liège, dalles composées de scories de houille et de goudron de gaz (2), revêtements économiques, moins durs et moins friables que l'asphalte.

Vestiaire. Indispensable, le règlement en prescrit un pour chaque classe ou pour deux classes contiguës, avec des porte-manteaux pour suspendre les effets, des rayons pour déposer les paniers, des décrottoirs, des paillassons. Les sabots y sont

(1) NARJOUX. — *Loc. cit.*
(2) NAPIAS. — *Rev. d'hyg.* 1882. p. 563.

déposés. Dans les écoles rurales, le vestibule pourra servir de vestiaire.

Cour. On en calculera la surface à raison de 5 mètres au moins par élève, sans pouvoir lui consacrer moins de 200 mètres. Le sol en sera sablé : le bitume, le pavage ou le ciment ne pourront être employés que pour les passages et les trottoirs, qui ne feront jamais saillie. Le nivellement du sol sera établi de manière à favoriser l'écoulement des eaux. Les eaux ménagères ne la traverseront pas à ciel ouvert. Elle pourra comprendre un petit jardin à l'usage des enfants, sera plantée d'arbres placés à une distance convenable des bâtiments. Cette prescription peut avoir son utilité dans les pays méridionaux : dans le Nord, les arbres risquent d'entretenir une humidité fâcheuse. Des bancs fixes seront établis au pourtour, une fontaine ou une pompe y sera installée, avec des gobelets de métal retenus par des chaînes.

Telles sont les prescriptions du Règlement scolaire modèle. Il n'y a rien à y ajouter, sinon qu'il faut faire en sorte de donner aux cours la plus vaste étendue, pour qu'elles puissent se prêter à l'organisation des jeux qui sont classés en première ligne parmi les exercices corporels. La cour de récréation comprendra les privés : nous ne nous en occuperons pas pour l'instant, désirant consacrer un chapitre spécial à cette partie si importante et encore si négligée de l'école.

Escaliers. Ils seront en bois ou en pierre dure.

8

Le bois a le défaut de s'user ; ce ne sera jamais une raison pour armer le bord des marches de garnitures métalliques bien faites pour favoriser les accidents. Ils seront larges, commodes, non dangereux. Quand l'Ecole n'a qu'un étage consacré aux classes, dit Narjoux, l'escalier est souvent dans le préau : on peut alors lui accorder tout le développement désirable, lui donner deux volées avec un large palier de repos. Les volées compteront au maximum 10 ou 15 marches, pour préserver du vertige et des chutes. — Quand l'escalier dessert plusieurs étages, on le place dans une cage aussi large que possible. On donne aux degrés $0^m,15$ à $0^m,16$ de hauteur ($0^m,16$ au maximum d'après le Règlement) et $1^m,50$ de largeur (le règlement demande au moins $1^m,35$) (1). La proportion relative de la profondeur à la hauteur est généralement de $\frac{}{1}$, ce qui donne pour cette dimension de 25 à 35 centimètres. Les escaliers doivent monter droit sans revenir sur eux-mêmes, par une courbe, dans aucune de leurs parties, offrir de larges paliers de repos toutes les 13 à 16 marches ; enfin, le noyau intermédiaire entre les volées doit être plein, sans vide sous la main-courante, disposition triste et sombre que, pour cette raison, on remplace le plus souvent par une rampe

(1) La largeur minimum admise en Allemagne est de 1^m40 ; en Belgique, de 1^m50. On est moins exigeant en Angleterre et en Amérique. La hauteur, en Wurtemberg, en Saxe, en Autriche, est de 13,5 à 17 centimètres.

en fer ou en bois dont les axes seront éloignés, au plus, de $0^m,10$ à $0^m,12$. La main-courante sera garnie de boutons saillants placés à 1 mètre de distance, pour empêcher les glissades. Une seconde main-courante sera disposée le long du mur, qui sera peint à l'huile. L'escalier ne débouchera jamais directement devant une porte.

Couloirs. Le règlement exige qu'on leur donne une largeur de $1^m,50$ au minimum, et qu'ils reçoivent directement l'air et la lumière. Le maximum de largeur admis est de deux mètres en Belgique. Ils doivent offrir un revêtement imperméable, au moins jusqu'à une certaine hauteur, et un sol carrelé d'un lavage facile.

Salle de dessin. Dans les écoles de quatre classes et plus, une salle spéciale sera affectée à l'enseignement du dessin ; on lui donnera une superficie d'au moins $1^m,50$ par place. Un cabinet pour le dépôt des modèles y sera annexé. — Rappelons que, dans les écoles de garçons et de filles, on installera, autant que possible, un atelier pour le travail manuel.

Logement du concierge. Situé au rez-de-chaussée, il se composera d'une loge, d'une cuisine, d'une ou deux pièces, de privés et d'une cave, le tout à proximité de la salle d'attente des parents.

Logement de l'instituteur. Il comprendra une salle à manger, deux ou trois pièces à feu, une cuisine, des privés et une cave. Le logement des adjoints comportera une chambre et un cabinet.

Nous ne répéterons pas ici quelle doit être la composition des infirmeries annexées aux internats primaires.

Etablissements d'instruction secondaire. Ces maisons, lycées ou collèges, sont, le plus souvent, des internats recevant, en même temps, des demi-pensionnaires et des externes.

On a fait maintes fois le procès des internats, et leur cause est perdue en principe même aux yeux des universitaires. Abandonnés à peu près complètement à l'étranger, ils avaient été supprimés par la Convention. On leur reproche, à juste titre, de conduire à l'étiolement, d'émousser la volonté, de rétrécir les idées, de relâcher les liens de la famille et d'engendrer de pernicieuses habitudes. Malgré cela, il ressort des statistiques de l'instruction secondaire que les pensionnaires figurent encore dans la proportion de 39 %. C'est qu'il y a loin du principe à l'application, qu'il est plus facile de supprimer les internats que de les remplacer par autre chose, et que, dans l'état actuel de nos mœurs, ils répondent encore à un besoin. Nous n'avons pas pu réussir à acclimater chez nous le système tutorial, c'est-à-dire la pension au sein d'une famille ou dans la maison d'un professeur, qui est très-universellement répandu en Allemagne et en Angleterre : ce système a quelques inconvénients, entre autres celui de coûter cher et de n'être abordable qu'à un petit nombre de familles, et aussi d'exposer ceux qui n'ont pas beaucoup de volonté à perdre leur temps. Les internats libres sont mieux acceptés ; et si les professeurs se décidaient à recevoir quelques élèves dont ils surveilleraient l'éducation en dehors des classes, ils réaliseraient sous cette forme peut-être la meilleure solution : tels qu'ils sont pratiqués, ils ont les mêmes inconvénients que l'internat proprement dit, si la pension est quelque peu nombreuse. La cité scolaire rêvée par Manœuvrier s'est inspirée de l'exemple des *cités* anglaises : elle n'est accessible qu'aux familles riches. Force nous est donc de conserver l'internat, pour les garçons au moins, en nous efforçant de l'améliorer, et les points que doivent viser les réformes sont l'étroitesse avec l'encombrement qui en est la conséquence, et la situation au milieu des villes et souvent dans leurs quartiers les plus populeux. Les lycées urbains de Paris sont tous dans ce cas. Gréard a démontré que ces établissements sont moins bien partagés, au point de vue de l'espace, que ceux des petites villes et que beaucoup de collèges de province ; qu'en partageant idéalement la superficie de tous les lycées de France, on obtiendrait une moyenne de 20 623^{m},72 ; et que, sauf le lycée de Vanves qui occupe 16 hectares, Henri IV est le seul établissement de Paris qui atteigne cette dimension ; que Louis-le-Grand n'en atteint que les 3/4, St-Louis 1/2, Charlemagne un peu plus de 1/3, Condorcet un peu plus de 1/4. Il en résulte que les élèves s'entassent dans les classes au nombre de 60, quelquefois 100, au lieu de 30 ou 35; que beaucoup de classes sont transformées en études, et que les jeunes écoliers qui respirent déjà un air ruminé par la population environnante, n'ont droit qu'à une ration réduite de cet air de qualité inférieure.

La population d'un lycée ne devrait pas dépasser 600 élèves, y compris les externes, 300 quand il ne reçoit que des internes, et la superficie attribuée à la population d'un tel lycée ne devrait pas être inférieure à 4 hectares. Pointe abaisse le maximum à 200 élèves. Nous sommes loin de compte avec les lycées de Paris, très insuffisants pour la population à desservir : Berlin offre, comparativement, cinq fois plus de ressources.

Voici quelle était en 1886, la population des lycées de Paris (1) :

Condorcet	O internes	1858 externes
Louis-le-Grand	1487	451
Rollin	1128	330
Charlemagne	O	1116
St-Louis	807	311
Henri IV	763	292

Le moyen d'éviter les inconvénients qui viennent d'être signalés, c'est de transporter les internats à la campagne, en conservant uniquement comme externats les établissements urbains. En fait, on y arrive; car, tandis que la proportion relative des

(1) GRÉARD. — *L'instruction secondaire.*

pensionnaires aux externes allait toujours s'affaiblissant à Paris, on a vu s'élever aux environs de la grande ville les lycées de Vanves, Lakanal et Janson de Sailly (33,000 m.) (sauf ce dernier, ils ont encore, il est vrai, une population peu élevée, et les parents, bien à tort, hésitent à y envoyer leurs enfants, pour des raisons secondaires de commodité). De plus, les directeurs de la plupart des lycées, entraînés par le mouvement croissant en faveur de l'exercice physique, ont, à l'exemple de l'intelligent directeur de l'Ecole Monge, M. Godard, acquis des terrains ou obtenu de l'Etat la concession de vastes pelouses pour la pratique des jeux. C'est un acheminement vers les « parcs scolaires » que nous envions encore à l'étranger.

Nous pourrions répéter, à propos de l'architecture des lycées et des collèges, tout ce que nous avons dit précédemment ; seulement les classes ne doivent pas recevoir plus de 30 à 35 élèves, et il convient de leur assurer un cube d'air plus généreux, $8^{m}3$ par tête. De plus, en leur qualité d'internats, ils doivent comprendre des locaux dont nous n'avons pas encore parlé, les dortoirs, les réfectoirs, les salles d'étude et l'infirmerie.

Dortoirs. Il convient de n'y réunir que 30 lits au maximum, avec un cube de 40 mètres, et un système de ventilation permanente, dont nous nous occuperons au chapitre « Ventilation ». J. Rochard se contente de 20 mètres cûbes. L'hygiène demande qu'ils soient éclairés par de larges fenêtres se faisant face, percées dans les murs longitudinaux, et surmontées d'impostes mobiles pour établir une circulation d'air pendant le jour; leur appui sera à 1m10 du sol. La disposition qui tend à prévaloir est celle qui attribue à chaque élève une cabine séparée dont il devient responsable et dont le soin lui donne des habitudes d'ordre. Ces cabines ou *cubicles* sont très répandues en Angleterre ; les élèves y font jusqu'à leurs devoirs. On les a installées à Rollin. Layet demande qu'on les sépare par un passage central de 1m,50 au moins, qu'on leur accorde 2m,75 sur 1m,80, une hauteur de 2 mètres, en arrêtant les cloisons à 0,20 du sol ; qu'on les meuble d'un lit, d'un escabeau et d'un porte-manteau. On y ajouterait utilement un lavabo. On ne tolèrera pour les lits que les sommiers à lames métalliques sans enveloppe de toile. Celle-ci n'est qu'un nid à poussière et nuit beaucoup à la propreté et à la lutte contre les parasites.

Le plancher du dortoir sera imperméabilisé, les murs peints à l'huile et souvent nettoyés ; les fenêtres ouvertes une partie de la journée, les lits largement ouverts, exposés à un bain d'air ; enfin, des water-closets seront ménagés à proximité. C'est une erreur que de reléguer les dortoirs, comme nous ne l'avons vu que trop souvent, dans des combles mansardés. On ne doit pas oublier que les enfants passent là la moitié de leur vie, et non la moins importante.

Réfectoires. Nous les voulons, comme J. Rochard, plutôt multiples qu'encombrés, clairs, aérés et chauffés. Un carrelage céramique ou de bitume permettra d'abondants lavages : la partie sous-jacente aux tables sera recouverte d'une natte, de linoleum ou d'un plancher mobile ; les murs seront revêtus de carreaux de faïence ou stuqués.

Salles d'étude. Elles doivent être distinctes des salles de classe. Napias demande qu'elles cubent au moins 6^{m3} par élève : les classes servant en même temps d'études devraient avoir au moins 8 mètres cubes. Ces dimensions supposent une ventilation permanente, produisant trois renouvellements à l'heure (1).

Infirmerie. Trouillet remarque que, si l'infirmerie ne reçoit pas ordinairement de malades sérieux, parce que les parents préfèrent les emmener, elle peut exceptionnellement en admettre et doit être outillée en conséquence. Vernois lui assigne la composition suivante : un grand et un petit dortoir, une ou deux salles d'isolement, une salle de travail pour les convalescents, un réfectoire, un cabinet de consultation, une salle d'attente, une salle de pansement et une cuisine-tisanerie ; plusieurs pièces pour le logement des infirmiers, une chambre spéciale pour un maître, une pour un domestique, une salle de bains, des privés. Une installation aussi complète n'est possible que dans

(1) Thèse de Paris, 1892.

un grand internat, et alors on a l'habitude d'y adjoindre une chambre attenante aux salles d'isolement pour les parents qui désireraient soigner leurs enfants, et un jardin. L'infirmerie occupera de préférence un pavillon distinct et isolé ; à défaut, elle sera séparée des autres services, occupera la position la plus saine et la mieux orientée, à l'abri du bruit des cours et du mouvement des élèves (Pointe-Napias) Trouillet conseille de ne pas admettre de dortoirs au rez-de-chaussée, toujours suspect d'humidité.

Les dimensions de la salle commune seront calculées à raison de 1 lit par 20 élèves et de 35 à 40 mètres cubes par lit, obtenus en espace superficiel, non en hauteur (Lancey) ; tous les locaux seront peints à l'huile, chauffés séparément à moins qu'on ne dispose du chauffage central. Le cabinet du médecin sera pourvu d'armoires. Les privés seront particulièrement soignés.

L'infirmerie de la salle commune ne communiquera en aucun cas avec celles des salles d'isolement.

Canalisation souterraine. Elle mérite toute l'attention de l'architecte. Ce qu'on doit tâcher d'obtenir, c'est le tout à l'égoût, avec déversement direct des eaux ménagères et des matières de vidange par des tubes siphonnés aux deux extrémités. La conduite principale qui est l'aboutissant de toute la tuyauterie peut être en poterie, sauf pour la portion qui passe sous les murs de fondation et qu'on choisira de préférence en fonte, pour en éviter l'écrasement. La poterie, économique, lisse à l'intérieur, assurera l'écoulement intégral des eaux à condition qu'on lui assure une pente suffisante (2 à 5 centimètres pour chaque section) et des réservoirs de chasse en amont. Elle s'abouchera avec l'égoût de rue suivant un angle de 45° au plus ou suivant une tangente de long rayon pour éviter les reflux. Des regards, accessibles par le couloir d'entrée, serviront à l'inspection et au nettoyage. Les appareils récepteurs, quels qu'ils soient, se raccorderont avec les tuyaux de descente par des branchements en plomb qui ne formeront jamais avec la verticale un angle supérieur à 45°. Les tuyaux de descente des eaux pluviales aboutiront à un siphon de cour. Enfin, d'abondantes chasses d'eau seront établies partout où il sera nécessaire (1).

Disposition d'ensemble des bâtiments. — Dans une conférence à l'exposition d'hygiène urbaine, en 1886, de Baudot, architecte du lycée Lakanal, a exposé ses vues sur cette question de la façon suivante.

Les cuisines, les installations de chauffage, le service de manutention en relation avec l'extérieur sont rejetés au dehors, loin des locaux scolaires; l'infirmerie est nettement isolée, les réfectoires relégués dans des bâtiments voisins des cuisines, où on accède par des galeries couvertes. Les classes

(1) RICHARD. — *Précis. d'hyg. appliquée*, p. 196.

et les études sont au rez-de-chaussée, les dortoirs aux étages : l'orientation qui met une face au levant et l'autre au couchant est bonne, en exposant chacune aux rayons du soleil, alternativement ; mais elle a l'inconvénient de trop exposer les classes à la lumière directe et de forcer à user des stores. Une telle direction, qui conviendrait bien aux dortoirs, est moins heureuse pour les classes.

L'éclairage est franchement unilatéral : les salles prennent jour à l'extérieur par de larges baies qui commencent à $1^{m},30$ du sol : de cette façon, les élèves ne sont pas distraits, sans qu'il en résulte un aspect triste pour la classe. Toutes les classes communiquent avec les diverses parties de l'établissement au moyen des galeries couvertes qu'il vaut mieux ne pas clore, si ce n'est avec des cloisons mobiles.

Chaque classe, chaque dortoir reçoivent au maximum 30 élèves. Dans les dortoirs, il y a toujours une fenêtre entre deux lits : pour éviter la rentrée d'air froid, les bâtis et les dormants sont à double feuillure. A chaque dortoir est annexé un lavabo de 30 places : il faut supprimer pour l'évacuation des eaux, toute tuyauterie de petit diamètre : les cuvettes basculent dans de larges bacs en fonte émaillée à parois lisses. Un seul tuyau de descente à large section balayé par des chasses évacue toutes les eaux, et un siphon de pied l'isole de l'égoût tandis qu'un autre siphon, à la partie supérieure, prévient les odeurs. On applique le même principe aux laveries, closets, etc. : projection directe à l'égoût, tuyaux à grande section et à parois lisses, chasses, siphons.

Le chauffage est à circulation de vapeur avec retour des eaux de condensation au générateur. Le règlage et l'uniformité sont facilités par l'installation, le long de la galerie commune aux classes, de vitres dormantes laissant voir le thermomètre de chacune d'elles, et d'un robinet de vapeur individuel.

L'infirmerie a des pavillons distincts pour les contagieux.

Il n'est fait aucun sacrifice à la décoration et au coup d'œil.

Le lycée Lakanal a été construit d'après ces vues. Celui de Vanves, avec son parc de 16 hectares, son manège particulier, sa piscine, sa salle de bains, etc., offre des splendeurs jusqu'alors inconnues, et mérite d'être cité comme un modèle. Plus modeste, l'Ecole Monge affecte une disposition bien étudiée, très au courant des conditions hygiéniques, et nous croyons utile d'en reproduire ici la description, empruntée à Palmberg, avec un plan du rez-de-chaussée (1).

« A l'instar de la plupart des écoles françaises, l'école Monge est un pensionnat qui reçoit des pensionnaires, des demi pensionnaires et des externes. Les élèves peuvent y entrer dès l'âge de

(1) PALMBERG. — *Traité de l'hygiène publique*, p. 375.

cinq ans dans une division spéciale, et les jeunes gens qui ont fini leurs classes passent dans l'école préparatoire aux écoles du gouvernement.

Située sur le boulevard Malesherbes, dans un des nouveaux quartiers de Paris, l'école Monge est bâtie sur un espace ouvert de tous côtés et occupe une surface de 11 128$^{m^2}$. La nature du terrain et la disposition des bâtiments sont représentées dans la fig. 10. Ces derniers sont à trois étages avec rez-de-chaussée.

Toute la partie centrale est occupée par un vaste espace à toiture vitrée, espèce de préau couvert de 2 800$^{m^2}$, où les élèves prennent leurs récréations en cas de mauvais temps. Le long du premier et du second étages court un grand balcon donnant sur le préau, qui est partagé en deux par une barrière séparant les deux divisions (petits et grands) qui ont chacune un gymnase.

Le toit vitré porte au milieu un surtoit dont les côtés verticaux, d'une hauteur de 1^{m},50, peuvent facilement s'ouvrir pour aérer le préau.

Il y a encore, en fait de cours, celle d'entrée pour les omnibus, la cour spéciale de l'école préparatoire, celle des divisions classiques, celle de service et celle de l'infirmerie. Cette dernière, installée dans le coin le plus reculé du terrain, est complètement séparée des autres bâtiments. Elle renferme, au rez-de-chaussée, une chambre (*a*) pour lesdomestiques malades et une cuisine ; les bains (*c*); la pharmacie (*d*) une chambre de con-

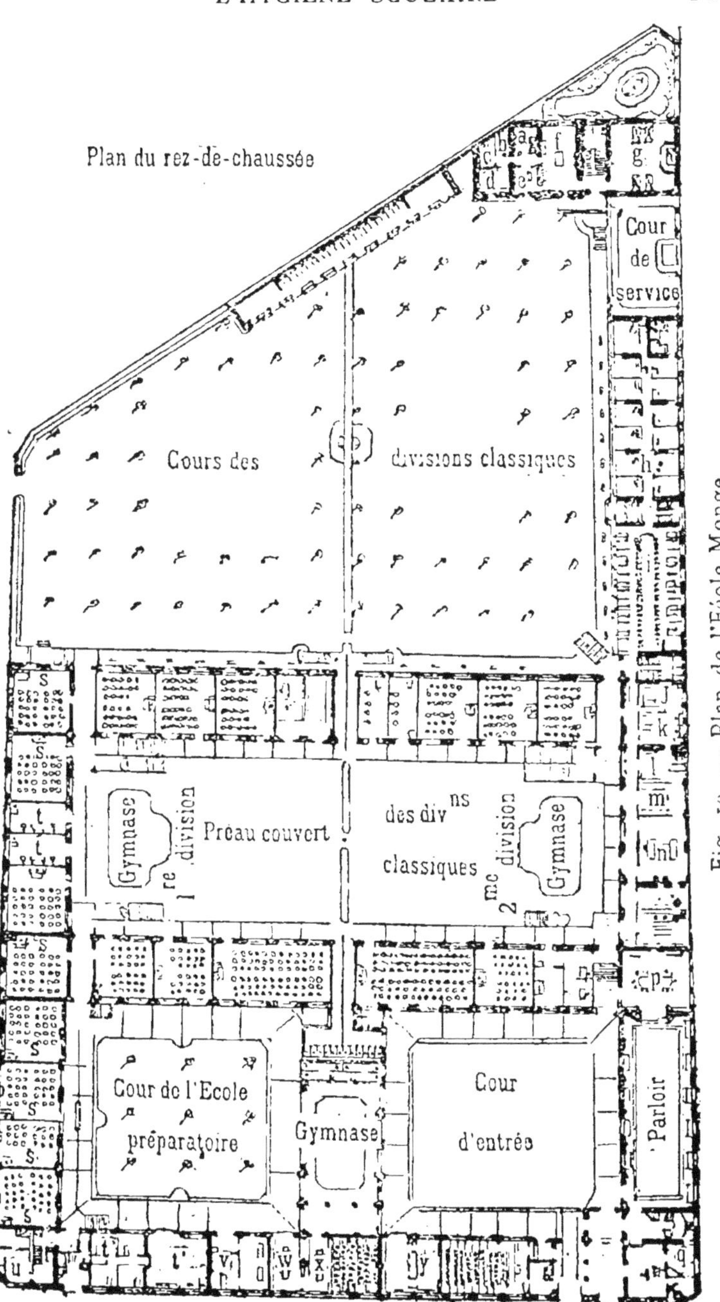

Fig. 10. — Plan de l'École Monge.

sultation (*e*) et une salle pour les convalescents (*f*). Une grande chambre de malades (*g*) se trouve à l'extrémité du bâtiment. L'étage supérieur comprend une salle pour les maladies contagieuses avec un local pour la mère qui désirerait soigner elle-même son enfant.

Les autres lettres marquées sur le plan désignent : salles de musique (*h*), salle de bains (*i*) ; caisse, comptabilité, agent administratif (*j*, *k*, *l*) ; un salon d'attente (*m*) ; cabinet du directeur (*n*), secrétariat (*o*), salle du conseil (*p*) ; concierge (*q*); directeur des études, censeur (*r*) ; classes (*s*) ; salle de répétition, d'interrogations, de jeux (*t*, *t' t''*) ; chambre de l'inspecteur (*u*) ; logement du directeur (*v*), laboratoire (*w*), grand amphithéâtre (*x*) ; et enfin, cabinet de physique (*y*).

Le premier étage est occupé par les classes, les salles de dessin, les cabinets des professeurs et les dortoirs ; le second par les appartements et les chambres à coucher.

La cuisine, l'office, le cellier et les salles à manger occupent le sous-sol.

Les classes ont 10 mètres de longueur sur 8 de argeur et 4 de hauteur; le nombre des élèves est de 30 au maximum pour chacune d'elles ; les murs sont peints à l'huile jusqu'à hauteur d'un mètre, puis recouverts de papier jaunâtre couleur maïs. Elles reçoivent la lumière des deux côtés, mais plus directement à gauche, car, sur la droite, le jour vient du préau couvert autour duquel la plupart des classes sont installées, n'ouvrant pas sur le préau. Les vitres des fenêtres de droite sont dépolies pour adoucir la lumière. Les fenêtres sont à guillotine. Un système de chauffage central à l'eau chaude est combiné pour l'aération du local tout entier : l'air vicié est attiré dans deux pièces sous le toit : la température y est maintenue élevée par des batteries d'eau chaude et par les tuyaux des chaudières. En été elles sont chauffées par des chaudières de petite dimension.

Les bouches de ventilation sont calculées pour fournir par heure à chaque élève 25 à 30 m^3 d'air frais. La température est maintenue à 14-16° centigrades. Nous étudierons ailleurs les privés. Les réfectoires ont 4^{m},20 de hauteur, des tables à 10 places : le plancher est en carreaux de terre cimentés : les parois sont recouvertes de faïence sur toute leur surface ; le plafond et les piliers sont peints à l'huile et vernissés, les tables sont de marbre, les bancs d'acajou verni. Aux deux extrémités de la salle deux postes d'eau, sur lesquels on visse des tuyaux d'arrosage, fournissant le liquide nécessaire pour nettoyer par aspersion les murs, le plancher et le plafond. Le long de la salle règne un corridor où des robinets coulent sur une rigole d'écoulement pour que les élèves puissent se laver les mains après les repas. La température est de 14-16°.

Les dortoirs sont de vastes salles contenant de 24 à 32 lits, séparés les uns des autres par des cloisons de 1^{m},80 de hauteur les petits cabinets ont chacun leur fermeture. Au milieu de cette grande pièce est une large allée où se trouvent les lavabos, dont nous donnerons ailleurs la description. Les dortoirs sont peints à l'huile en couleur claire : leur température, l'hiver, est de 10-12°. Nous reviendrons, dans un autre chapitre, sur l'installation de la salle de bains. Chaque dortoir a ses cabinets et une chambre réservée au brossage des vêtements.

CHAPITRE II

DES PRIVÉS

Nous avons cru devoir consacrer un court chapitre à cette annexe si importante et ordinairement si négligée de l'école. Layet(1) fait remarquer que des cabinets antihygiéniques sont un danger, surtout pour les enfants, à cause de leur susceptibilité particulière et de la prédisposition aux maladies générales qui résulte, pour eux, du méphitisme chronique.

Dans les écoles de villages, on pratique trop souvent encore le « tout à la rue » ou « au fumier », système immonde qui rabaisse l'homme au niveau des animaux les plus répugnants. C'est là, malheureusement, et il faut avoir le courage de le reconnaître, l'état de nature, car l'homme non éduqué est enclin à la malpropreté. Nous sommes

(1) *Dict. Encyclop.* — Art. *Écoles*.

mieux placés que qui que ce soit pour ne conserver aucun doute à cet égard.

Nous ne signalerons aussi que pour les repousser avec la dernière énergie les puisards, boittout, etc., dont la commodité ne compense pas le danger d'infection, à distance, de la nappe souterraine, à laquelle on emprunte très souvent l'eau de boisson, surtout dans les campagnes.

Les fosses fixes sont presqu'entièrement condamnées : le règlement allemand de 1887 en proscrit l'installation dans les nouvelles maisons. Le nôtre est moins sévère, et l'institution jouit encore en France de quelque faveur populaire qui a amené à la réglementer, faute de pouvoir la faire disparaître. La commission d'hygiène scolaire demande qu'elles soient petites, sans cependant s'abaisser au-dessous de 2 mètres dans tous les sens, construites en matériaux imperméables, cimentées, à angles arrondis et à fond disposé en cuvette, creusées loin des puits. Malgré toutes ces précautions, il est rare qu'on en obtienne l'étanchéité complète et prolongée, les matières fécales ayant la propriété d'attaquer, à la longue, le ciment, et les parois des fosses n'étant pas à l'abri des tassements et ébranlements du sol, origines de fissures. On n'aurait de sécurité, dans cet ordre d'idées, qu'avec les fosses métalliques, qui ont le grave défaut de coûter cher et qui ne vaudront jamais, malgré tout, les systèmes suivants, que nous examinerons par ordre croissant de mérite :

Earth system, système diviseur, tinettes mobiles, tout à l'égoût.

L'Earth system (latrines à la terre) mériterait d'être mieux connu chez nous où on ne le pratique guère. Javal et Layet le recommandent comme étant d'application commode dans les écoles rurales à proximité de la matière première et comme un moyen d'utiliser la terre épuisée. Nous n'insisterons pas davantage sur les qualités du système prôné chez nous par Vallin, et qui, à la désodorisation complète et économique, unit peut-être la neutralisation rapide des germes, par l'effet des oxydations puissantes dont la terre à l'état de division est le siège ; et probablement aussi de la concurrence vitale des germes saprophytes qu'elle renferme. On sait qu'il est possible d'utiliser plusieurs fois de suite la même poussière sans lui voir perdre de son pouvoir de neutralisation, et sans que sa richesse organique s'accroisse dans des proportions notables. Mais il est indispensable, pour cela, que la dessiccation en soit absolue, au soleil ou au four, qu'on la crible et qu'on la maintienne, avant de s'en servir, à l'abri de toute humidité. L'argile desséchée, la terre légère de jardin, la poussière provenant du balayage superficiel des routes, les cendres de foyer, la tourbe pulvérisée, constituent d'excellents absorbants qu'on se procure aisément en tous lieux. Les proportions recommandées pour neutraliser une excrétion totale d'adulte, urines et fèces, s'élèvent à 3/4 ou 1 kilogramme de substance.

L'application la plus simple de la méthode consiste à mettre à la disposition du visiteur un réservoir de poudre et une pelle. Mais, comme, dans le cas qui nous occupe, il est difficile d'en attendre le concours, et qu'il faut éviter le gaspillage, il est préférable de recourir à un closet spécial dont il existe, en Angleterre, des modèles très simples. Ils se composent, en général, d'une trémie placée en arrière et au-dessus du siège, et d'un mécanisme à bascule qui lui imprime une secousse au moment où le visiteur se lève. Dans d'autres appareils, il existe un bouton de tirage. Les latrines à la terre ainsi conçues ont très bien réussi dans les écoles primaires de Lancaster, de Dorchester, et d'autres petites villes (1).

Voici un appareil plus récent, pour « Earth closet » à la tourbe du Dr Gehring (2) (fig. 11).

Dans cet appareil, la disposition des différentes parties est telle, que l'urine et l'eau qui sert à laver la cuvette ne peuvent pénétrer dans la tinette ou dans la fosse, tandis que les matières solides sont, dès leur émission, enfermées dans la poussière de tourbe. Il en résulte que le closet est inodore, que la tinette se remplit lentement, et qu'il n'est pas nécessaire de la vider à chaque instant : le retard de la fermentation prévient l'inconvénient qui

(1) UFFELMANN. — *Traité de l'hygiène de l'enfance*, p. 626.
(2) *Revue illustrée de Polytechnique médicale et chirurg.*, 1893, p. 6, 3 janvier.

pourrait en résulter. On peut, d'ailleurs, employer l'appareil en question avec ou sans eau.

Le siège des cabinets est fixé sur la cuvette ovale en fonte émaillée. Cette cuvette offre une paroi perpendiculaire et se trouve disposée de manière à effectuer immédiatement la séparation des liquides et des solides. Elle communique, d'une part, par un tuyau étroit avec un canal d'écoulement pour les liquides, et, d'autre part, par une calotte émaillée, avec la fosse ou la tinette : sur les côtés de cette calotte est encore ménagé un orifice d'échappement pour les liquides qui se rendent au canal d'écoulement. L'opération se fait mécaniquement. Le couvercle du cabinet, supposé fermé, étant relevé, la soupape s'ouvre ; d'un réservoir spécial placé sous le siège descend, dans la fosse, une certaine quantité de tourbe : c'est sur elle que tomberont ensuite les matières fécales solides. L'urine se rend dans le tuyau qui reçoit l'eau. L'opération terminée, on rabat le couvercle ; la soupape inférieure se referme, et du réservoir à tourbe s'écoule de nouveau

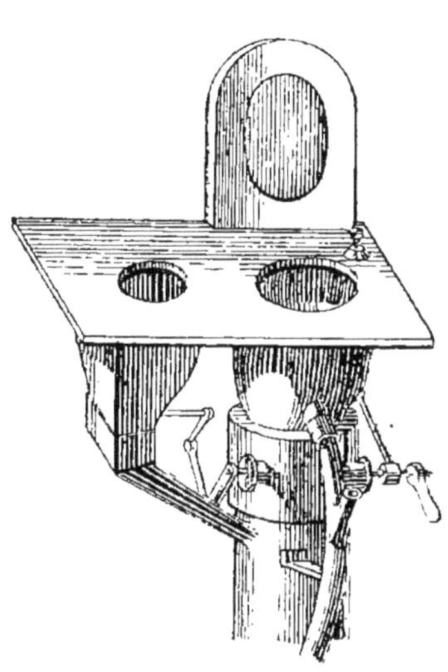

Fig. 11. — Earth-closet de Gehring.

de la poussière qui vient recouvrir les matières fécales. Si on veut adapter au closet l'emploi de l'eau, on y joint un réservoir qui déverse dans la cuvette son contenu d'eau, quand on rabat le couvercle. Avant l'arrivée de l'eau dans cette cuvette, la soupape s'est déjà refermée, et l'eau s'écoule sur le côté par le tuyau.

Il y a longtemps qu'on utilise l'Earth system dans nos casernes : les matières fécales sont reçues dans des tinettes, préalablement garnies d'un mélange pulvérulent, tassé contre les parois à l'aide d'un mandrin, qui laisse une cavité cônique au centre du récipient. La chute du bol fécal détermine celle d'un peu de poussière, et la tinette pleine est remplacée, chaque jour, par une autre. Le procédé serait irréprochable, si les entrepreneurs n'en étaient venus, peu à peu, à remplacer la matière absorbante, poussières et résidus des magasins à fourrage, par un simple tortillon de paille, qui n'a d'autre effet que de disperser les immondices et de favoriser la fermentation au lieu de l'entraver : de sorte qu'il ne reste plus, en faveur de la méthode, que l'enlèvement journalier, ce qui, à vrai dire, est déjà beaucoup. Si nous signalons ici cette altération d'un système primitivement excellent, c'est pour mettre en garde contre une négligence qui risque de compromettre beaucoup le résultat obtenu.

Du système diviseur, nous ne dirons rien ; il n'a pas, d'une façon générale, obtenu les sympathies des hygiénistes. Il est compliqué, difficile à entretenir, et très inférieur à la tinette mobile et au tout à l'égout dont il est, en quelque sorte, « l'hypocrisie. »

La tinette mobile, quotidiennement enlevée, est le plus simple et le meilleur des systèmes, après le tout à l'égout : on en use dans les écoles d'Heidelberg, de Weimar, etc., et on s'en montre satisfait. La commission d'hygiène scolaire recommande de la substituer aux fosses fixes partout où c'est possible. La désinfection en est facile et doit en compléter l'installation : le sulfate de fer y convient bien. Le local des tinettes doit offrir des parois imperméables, un terrasson pour obvier aux débordements ; être d'accès facile, s'ouvrir de plain-pied par des portes à serrures pour l'échange des récipients, et être pourvu d'un appareil de ventilation que réalise très bien un tuyau d'évent coiffé d'une mitre ou d'un ventilateur Boyle, Wolpert ou autre, avec une source de chaleur pour déterminer l'ascension des gaz. Nous recommandons, comme très simple, le ventilateur Sarazin, très employé en Allemagne, et qui a l'avantage de mettre complètement à l'abri des explosions, en s'adaptant à n'importe quel tuyau d'aspiration. La figure ci jointe (Fig. 12) en montre la disposition : la source de chaleur est une lampe à alcool située en dehors du tuyau d'évent, en A. Ici le ventilateur est adjoint à une fosse : il serait facile de l'adapter de la même façon au réduit des tinettes..On peut encore installer sur le trajet du tuyau une colonne absorbante du système Girard et Pabst, aux cristaux des chambres de plomb. Des vidanges quotidiennes, le lavage et la désinfection du réduit aussi souvent qu'il sera nécessaire, sont des précautions élémentaires à ne pas négliger. Il est inutile d'ajouter que la tinette mobile ne se prête pas à l'installation des appareils à effet d'eau.

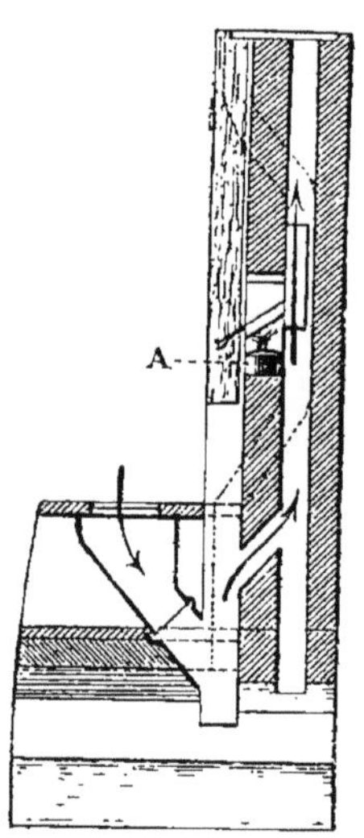

Fig. 12. — Ventilateur de Sarazin.

La meilleure méthode est, sans conteste, le tout à l'égout : on le conseille en première ligne, toutes les fois que la localité est dotée d'une canalisation pour l'évacuation immédiate. Les premiers éléments du système sont l'abondance de l'eau et l'obturation hydraulique de chaque communication. On recommande de ne jamais conduire les excréments à l'égout par des canaux en maçonnerie qui facilitent les dépôts, entravent la vitesse, mais par des tuyaux en poterie vernissée munis d'un regard s'ils sont de quelque longueur, et pourvus d'appareils de chasse, s'ouvrant dans l'égoû à angle aigu, au-dessus du niveau du radier (1). Les obturateurs hydrauliques,

(1) Balestre. — *Cours d'hygiène*, 1889.

qui font partie du tout à l'égout, sont les seuls appareils capables de fonctionner automatiquement, sans mécanisme fragile, et d'intercepter complètement les émanations gazeuses ou miasmatiques. On les complètera toujours par des chasses automatiques, ou provoquées par la manœuvre d'une chaîne de tirage. Javal préfère les appareils qui exigent l'intervention de l'écolier, et ont quelque chance de lui donner l'habitude de la propreté.

A quel siège faut-il recourir ?

Les latrines à la turque n'ont plus guère de défenseurs. Pourtant, Zavitziano en faisait encore l'apologie en 1889, dans un journal de Constantinople. Ce devait être... Aussi inodores que les water-closets s'ils sont bien construits, dit-il, les cabinets à la turque peuvent être lavés à grande eau, préservent de l'ennui de s'asseoir où d'autres se sont assis (car le correctif de la planchette individuelle ne saurait être appliqué aux collectivités), s'opposent aux visites prolongées outre mesure, qui sont nuisibles, et mettent à l'abri des transmissions morbides par les parois des cuvettes. La position accroupie pour la défécation est la seule physiologique, etc. Ces arguments, déjà souvent mis en avant, ne sauraient nous convaincre, et nous n'acceptons les sièges dont il s'agit que comme une nécessité, et moyennant quelques perfectionnements. La maison Rogier-Mothes construit des sièges à la turque à effet d'eau ; celle-ci sort en jets des parois et du fond, raccordé au tuyau de chûte par un siphon. Elle les destine particulièrement aux écoles. On construit aussi des coquilles en grès d'une seule pièce, qui, bien raccordées avec les parois, complétées pour l'écoulement des urines par un terrasson à retenue d'eau dont le trop-plein se rend à un siphon, sont, à la rigueur, acceptables comme pis-aller. Au lieu d'ouvrir les orifices directement sur la fosse, il est préférable alors de les faire aboutir à un gros tuyau rempli d'eau, terminé en siphon et balayé par des chasses (1). Ce n'est là qu'une application, avec sièges à la turque, des latrines à auge dont nous aurons à reparler (2).

Mais s'il convient d'abandonner l'installation primitive que nous venons de condamner, il est non moins indispensable de modifier notre éducation, dans l'état actuel de laquelle on n'obtient, dans les tentatives les plus sincères, que des résultats propres à décourager. Nous n'en faisons que trop souvent l'expérience, et nous ne partageons pas l'optimisme de ceux de nos collègues qui espèrent triompher de la malpropreté innée et entretenue par des habitudes de négligence. La propreté ne

(1) BALESTRE. — *Loc. cit.*

(2) M. MANGENOT (*Revue d'hygiène 1895*) a dernièrement tenté à son tour de réhabiliter les latrines à la turque dans le sens que nous indiquons. Il préconise un siège spécial, de forme originale, pour la défécation accroupie. Ce siège aurait besoin d'être expérimenté.

s'acquiert pas, si elle n'est entrée, dès l'enfance, dans les mœurs ; et nous comptons beaucoup plus sur les leçons de l'école que sur nos propres efforts. C'est pour cela qu'on doit exiger, pour les cabinets, une propreté méticuleuse. Les gens malpropres, dit Javal, sont mal à l'aise dans un local très bien tenu, et, forcés de le fréquenter, finissent par devenir propres eux-mêmes. Cessons de considérer les privés comme le rendez-vous permis de toutes les souillures, et efforçons-nous d'y entretenir une propreté presque luxueuse qui en fasse oublier la destination. A Washington, en Bohême, en Angleterre, la réforme que nous appelons est, depuis longtemps, entrée définitivement dans les mœurs.

Le moyen qu'il importe avant tout de poursuivre, c'est d'empêcher de monter sur les sièges : les dispositions à banquette inclinée et cirée ; la traverse surmontant à 0,50 l'orifice du siège ; la planche inclinée obliquement à partir du mur de fond jusqu'en un point situé au-dessus de cet orifice, n'y parviennent que difficilement et non sans danger. Ce qu'il faut réaliser, c'est un siège bas, à bords assez étroits pour que toute tentative d'y poser les pieds demeure vaine : un demi anneau un caoutchouc, en ébonite, en bois verni, répond à ce but. Coiffant le bord supérieur de la cuvette, à demeure, ou susceptible de se relever à volonté, même automatiquement, il laisse libre cet organe qui peut alors servir aussi d'urinoir et de vidoir, et qui communique, d'une part avec un réservoir de chasse, d'autre part, par une inflexion siphoïde, avec le tuyau de chute. Tels sont, à peu près, les appareils à « combinaison » de la maison Rogier-Mothes, ou ceux de Chadapaux. Dans les premiers, la couronne en ébonite s'interrompt dans sa partie antérieure. C'est le poids du visiteur qui actionne le réservoir de chasse. Tel est encore le dispositif adopté à l'école du cours Chavigny à Saint-Denis et à l'école Monge. En voici la description, d'après Riant :

« Le siège est un cylindre dont la base est une courbe ovoïde. Ce cylindre, en fonte, est surmonté d'une couronne de bois de 4 à 5 centimètres de largeur, mobile et rechangeable. Le peu de largeur force l'élève à s'asseoir à cheval, d'où propreté et contact limité aux cuisses. En plus, chaque cuvette est ventilée artificiellement par un système indépendant de la ventilation générale, actionné par un fourneau à gaz, dont l'entretien revient à 800 fr. par an. La cuvette est à orifice béant sur un tuyau branché sur le tuyau de chûte et ventilé par un tuyau en communication avec une cheminée d'appel. »

Les cuvettes de forme oblongue sont préférables aux cuvettes coniques, et indispensables dans les écoles de filles où la transmission des écoulements vaginaux est toujours à craindre. On recommande, dans ce cas particulier, d'interrompre le siège en avant et de prolonger en bec le bord antérieur de la cuvette. Si on emploie la cuvette conique, on choisira de préférence le modèle à paroi postérieure verticale ou fuyante en arrière : autant que possible on la ventilera, comme cela se pratique en Angleterre dans les divers systèmes Thomas. La porcelaine, le grès vernissé, la fonte émaillée, entreront seuls dans la confection des appareils auxquels on donnera les dimensions ci-après : longueur, $0^{m},40$; largeur, $0^{m},33$, hauteur du siège au-dessus du sol, 0,30 au maximum, que l'expérience a démontré être les plus convenables (cuvettes oblongues).

Les latrines à auge, simple amplification des précédentes, se recommandent aussi pour les écoles. En Angleterre on se sert beaucoup, dans les écoles publiques, de celles de la maison Bowes Scott and Read (de Weitminster) avec réservoir de chasse automatique de Rogiers Field. A Leipzig, on se sert aussi des latrines à auge et on y verse de la matière désinfectante, à raison de $0^{kg},500$ par personne et par jour, avec addition d'assez d'eau pour que les matières restent flottantes. Les parois du réservoir sont enduites du même désinfectant et chaque matin on le vide : les excréments, mêlés aux désinfectants, s'écoulent dans un réservoir où les parties solides se déposent, tandis que les liquides s'écoulent vers l'égout. C'est, en somme, du système diviseur de seconde main.

La disposition des cabinets d'aisance est soumise à quelques principes généraux : on peut les annexer au bâtiment scolaire ; mais, dans ce cas, Guillaume veut qu'on les construise en un lieu abrité du vent, de préférence au nord, en les reliant aux classes par des passages vitrés. En Amérique, on les relègue souvent dans les sous-sols. Les cabinets seront assez spacieux et surtout très clairs : une toiture vitrée est, à ce point de vue, une bonne disposition. Les parois seront peintes en couleurs claires et revêtues d'un enduit rugueux, pour éviter les inscriptions ; mieux encore d'un carrelage de faïence ou de stuc à angles arrondis. Le plancher, imperméable, sera élevé de 0,10 à 0,15 au-dessus du sol, et s'inclinera en pente vers la porte, de 0,03 par mètre (Reg[t] anglais). Les portes, s'arrêtant à 0,25 du sol, ne monteront pas jusqu'au plafond, artifice qui falicite à la fois la surveillance et l'aération. Elles s'écarteront du siège d'au moins 0,55, s'ouvriront à un ou deux vantaux vers l'extérieur, et se refermeront automatiquement à l'aide d'un ressort. En Amérique, en Russie, dans quelques écoles on chauffe les privés. En tous cas, un tuyau d'évent en assurera la ventilation et on y établira, au besoin, un courant d'air ascendant au moyen d'une petite lampe ou d'un bec de gaz. Du papier mince et souple, résistant et très propre, sera mis à la disposition des visiteurs.

Javal pense, avec raison, qu'il vaudrait mieux obtenir la propreté par la persuasion que par la force et cite, à l'appui de sa thèse, la pratique adoptée en Bohême, et que nous souhaiterions voir imiter chez nous : la clef des cabinets de chaque classe est accrochée auprès de la porte. L'élève la prend et la rapporte, avise le maître si le siège est souillé ; le dernier occupant est responsable et chargé du nettoyage.

On demande, en général, 2 (Riant), 3 (Layet et Uffelmann) cabinets pour 100 élèves. En Belgique, on accorde un siège pour 15 filles ou pour 25 garçons, avec un urinoir pour 15 garçons. Les urinoirs doivent être à plaques de verre, d'ardoise, de lave émaillée, etc., à effet d'eau, ou en forme de cuvettes de porcelaine à becs prolongés, à raison d'une cuvette au moins pour 30 élèves.

Un personnel spécial doit être chargé de l'entretien et de la désinfection rigoureuse des cabinets d'aisance. Il est rare qu'on attache à cette partie du service l'importance qu'elle comporte.

CHAPITRE III

MOBILIER SCOLAIRE

Le mobilier des écoles maternelles se compose essentiellement de gradins et de bancs. L'estrade, qui comprend l'ensemble des gradins, est disposée de telle sorte que sa largeur n'excède pas $7^m,40$ y compris un passage central de $0^m,60$ et deux passages latéraux de $0^m,40$, indiqués par des marques noires. Chaque enfant dispose, en largeur, de $0^m,60$, en profondeur, de $0^m,55$. Il y a généralement dix rangs de gradins, ce qui donne une profondeur de $5^m,50$ à 6 mètres pour l'estrade. Les gradins nouvellement installés sont pourvus de dossiers et de tables mobiles à relèvement. Ils ont des dimensions variables suivant la hauteur où ils sont placés et le nombre de dégrés dont l'estrade se compose. M. Uchard, architecte, a dressé le tableau suivant :

	1	2	3	4	5	6	7	8	9	10	Degrés
Haut. des degrés	0,15	0,16	0,17	0,19	0,23						Estrade de 5 degrés
	0,15	0.16	0,17	0,18	0,19	0,23					— 6 —
	0,15	0,16	0,17	0,18	0,19	0.20	0,23				— 7 —
	0,15	0,155	0,16	0,17	0.18	0.19	0,20	0,23			— 8 —
	0,15	0,155	0,16	0,165	0,175	0,18	0,19	0,20	0,23		— 9 —
	0,15	0.155	0,16	0,165	0,175	0.175	0,18	0,19	0,20	0,23	— 10 —

Les plus grands occupent les gradins supérieurs. L'ensemble de l'estrade occupe une ligne droite.

Les bancs sont disposés perpendiculairement à l'estrade. Il est désirable qu'ils soient munis de dossiers.

La salle d'exercices comporte des tables ovales avec une petite chaise pour chaque enfant, ou des tables scolaires à deux places et à bancs fixes, avec dossiers. Dans ce cas, on adoptera avec avantage le modèle Cardot qui permet des inclinaisons variables du pupitre, ou le modèle Hachette.

Le préau couvert est meublé de porte-manteaux, de bancs fixes à dossiers, de tables et de bancs mobiles pour les repas, d'un lavabo et d'une armoire à linge, de hamacs pour les enfants indisposés ; le préau découvert, de bancs en bois à lames avec dossier. Rappelons que la même salle ne devrait pas admettre plus de 120 enfants.

Les anciens mobiliers, encore trop souvent en

usage dans les écoles primaires rurales et dans celles des petites villes, ont des défauts d'importance capitale qu'on peut résumer ainsi :

1° *Uniformité de type*. Le calcul des intervalles entre la tablette et le siège, celui-ci et la barre d'appui, etc., est établi en tenant compte de la taille moyenne des enfants destinés à fréquenter l'école. La disposition est invariable, et si elle convient à peu près aux élèves de taille moyenne, elle est très incommode pour ceux qui s'en écartent dans un sens ou dans l'autre. Les grands sont obligés de se courber en avant; gênés par la barre d'appui, ils ont tendance à allonger les jambes, à les faire reposer sur cette barre, en soumettant le tendon d'Achille à une pression douloureuse, ou à les laisser baller, positions vicieuses qui conduisent aux déformations rachidiennes, aux congestions de la tête et des yeux, à la myopie par rapprochement excessif des objets de travail. Les petits, trop courts pour appuyer commodément les pieds sur la barre, sont forcés d'élever l'épaule droite et de s'avancer sur le bord de leur banc. Nous verrons quel rôle joue cette position dans la scoliose.

2° *Dimensions excessives*. Les bancs-tables de 6 ou 7 mètres peuvent loger jusqu'à 15 ou 20 élèves serrés les uns contres les autres, se gênant mutuellement, réduits à l'immobilité par suite de la complication du moindre mouvement, dérangés à chaque instant si l'un deux est appelé à sortir. Chacun dispose au maximum de 0m,45. Le maître, ne pouvant que difficilement s'approcher des élèves, éprouve plus de peine à les surveiller, et se fatigue beaucoup en se courbant pour corriger leurs devoirs. Enfin, le poids de ce mobilier massif le condamne à l'immobilité et les balayages, nettoyages, etc., deviennent impossibles. L'inconvénient, porté au maximum avec les très anciens modèles, s'est atténué depuis qu'en 1871 on a adopté les pupitres-bancs à 3 ou 5 places, et même expérimenté les pupitres-bancs individuels. Avec les défauts que ces derniers présentaient encore, ils ne pouvaient améliorer la situation qu'au point de vue pédagogique.

3° *Distance positive entre le bord antérieur du banc et l'arête postérieure de la tablette* : distance qui, dans de vieux modèles, atteint jusqu'à 0m,25. Fahrner a dénoncé le danger de cette disposition, danger croissant à mesure que l'enfant est plus petit par rapport à la table. Elle l'entraîne à se porter en avant, à s'asseoir sur le bord du banc, c'est-à-dire sur une arête qui lui comprime douloureusement les nerfs et l'incite à changer à chaque instant d'attitude, tandis que ses organes abdominaux sont refoulés, la partie inférieure de son thorax immobilisée, ses épaules rejetées en arrière et le champ de l'hématose réduit.

4° *Manque d'appui pour les lombes* ; fatigue, relâchement des muscles dorsaux, tendance à chercher un appui en avant, à porter tout le poids du corps sur le bras gauche en élevant l'épaule du même côté et en inclinant la tête sur cette épaule; station unifessière dont nous verrons le danger.

Pour qu'un mobilier soit hygiénique, non seulement il ne doit pas provoquer d'attitudes vicieuses par la disposition réciproque mal entendue des pièces qui le composent, mais encore, il doit être approprié à la taille et donner une position assise commode en même temps que la rectitude (1). Pour que la position assise soit commode, il faut que les pieds reposent à plat, que les jambes soient à angle droit sur les cuisses, et que celles-ci soient soutenues sur les 3/5 de leur longueur; que la table arrive au creux épigastrique, que les avant-bras s'appuient avec aisance sur la tablette un peu inclinée et fassent avec les bras, un angle de 45°.

C'est pour remédier aux graves défauts de l'ancien mobilier scolaire que Barnard a commencé, en 1854, une campagne qui, partie de l'Amérique, a gagné successivement les diverses contrées européennes, et qu'en France, la commission d'hygiène scolaire a admis les principes suivants consacrés par le règlement du 17 juin 1880:

Les tables-bancs doivent être mobiles pour se prêter aux nettoyages. Cette règle exclut les tables pesantes et massives, à élèves multiples, dont nous venons de parler. Leur attache au sol doit se faire avec précision, en évitant les angles. Aussi préférera-t-on les pieds de fonte qui, seuls, donnent une

(1) LAYET. — *Loc. cit.*

stabilité suffisante aux bancs à deux ou à une place qu'on tend à adopter.

La disposition la plus recommandable est la table banc à distance négative, défendue par Buchner, Parow, Buhl-Linsmayer, Lœffler, Raaths, Fieuzal, Galezowski, Burgerstein, Kranzfeld, etc. ; mais elle ne se concilie qu'avec des procédés permettant de rendre mobile le banc ou la tablette, par glissement ou rabattement. La dernière concession à laquelle on puisse consentir en se plaçant au point de vue de la commodité, est la distance nulle acceptée par Fahrner, Guillaume. La distance positive conservée dans les écoles communales de Berlin, du duché de Bade et du Wurtemberg, du Palatinat, dans les vieux mobiliers des écoles de Paris, est à rejeter complètement.

Si on veut éviter les mécanismes coûteux et fragiles que commande la distance négative, quand on veut la concilier avec la mobilité des enfants, on en est amené à choisir les pupitres-bancs à une ou deux places qui ont l'avantage, entre autres, de réduire les transmissions morbides. Même avec le mobilier à deux places, on peut s'abstenir des tablettes mobiles, puisqu'il existe, à droite et à gauche du banc, un espace où l'élève peut se tenir debout dans l'intervalle des leçons qui l'obligent à rester assis.

Contrairement au souhait de quelques hygiénistes, on se gardera bien d'encastrer dans une sorte de moule rigide des êtres pour qui l'immobilité prolongée est une cause de souffrance. C'est pourquoi le dossier ne doit pas s'élever plus haut que le bord de la tablette ; c'est pourquoi nous rejetons les modèles allemands dans lesquels il remonte jusqu'aux omoplates. On profitera de toutes les occasions pour grouper les élèves debout autour d'un tableau ou d'une carte, et, dans le même ordre d'idées, Féret a proposé une table qui se prête à des variations de hauteur et au travail alternatif debout et assis. Analogue est le mobilier Mauchin des écoles de Genève.

Dans les écoles primaires supérieures et surtout dans les écoles normales, il est préférable de donner des sièges mobiles, dont on a plusieurs modèles de hauteur variable, la table conservant une dimension fixe.

Il y a avantage à surélever l'ensemble du pupitre-banc pour soustraire les pieds des écoliers aux courants d'air froid qui passent sous les portes, et pour éviter aux maîtres la peine de se baisser. Tel est, par exemple. le modèle Gréard. L'appui des pieds, s'il en existe un, sera horizontal ou oblique, selon sa distance, mais, à la barre plus ou moins étroite, on substitua utilement une planchette inclinée à 15°, fixe ou articulée, d'une largeur supérieure à $0^{m},10$.

L'inclinaison de la totalité du pupitre sera d'au moins 15° et variera entre ce chiffre et 18° ; ainsi, pendant l'écriture, le cahier sera perpendiculaire au regard. On ne tolérera aucune inclinaison différente pour la lecture car, si le jour est insuffisant pour qu'elle puisse s'excercer dans les conditions ordinaires, l'élève aura toujours la ressource de prendre son livre à la main et de le diriger de façon à être bien éclairé. La tablette sera fixe ou mobile et aura toutes les arêtes rabattues.

Le siège, en forme d'escabeau, sera formé d'une tablette en bois fixe, légèrement inclinée en arrière ; ou évidé, à bord antérieur arrondi, soutenu par un pied de fonte cylindrique, fixé par un large cercle en plancher, et solidaire du pupitre. Le dossier, relié au siège par des montants métalliques, sera formé de deux traverses de bois et devra avoir une hauteur variable avec le type du banc : il est vertical dans le mobilier Kunze (Saxe, Autriche), Bapterosses et Loreau et beaucoup d'autres modèles français dont nous aurons l'occasion de parler ; un peu oblique dans des modèles allemands, américains ; nous le préférons vertical. Les uns le demandent plat, d'autres cintré, d'autres enfin alternativement concave et convexe pour se mouler sur la forme des reins. La forme cintrée nous paraît suffire, et encore n'est-elle pas indispensable. Uffelmann donne la préférence au dossier en croix, c'est-à-dire horizontal, large de 6 à 8 centimètres, arrondi aux bords, de niveau avec le bord postérieur de la tablette, pénétrant dans la courbure lombaire et offrant, en même temps, un point d'appui aux coudes qui soulage la partie supérieur du rachis. Frey l'accepte ainsi en le demandant tout-à-fait dépourvu d'obliquité.

On admet, pour les écoles à classe unique, qu'il faut avoir quatre types de pupitres-bancs à une ou deux places, correspondant aux tailles suivantes :

Type nos	1	Taille de	1m,10
»	2	»	1m,20
»	3	»	1m,35
»	4	»	1m,36 à 1m,50

Les trois derniers types suffisent aux écoles qui ne reçoivent les enfants qu'à partir de 7 ans. Un 5e type pourra être établi pour les tailles que dépassent 1m,50. On inscrit sur chaque banc le numéro du type et la taille correspondante. La taille de chaque élève est mesurée et inscrite deux fois l'an, à la rentrée et au milieu de la période scolaire.

Les dimensions respectives des différentes parties du mobilier, déterminées par Cardot, sont réunies dans le tableau ci-dessous.

LES DIFFÉRENTES PARTIES DU MOBILIER

	Type n° 1	Type n° 2	Type n° 3	Type n° 4	Type n° 5
1° *Tablette*					
Hauteur au-dessus du sol.	0,44	0,49	0,55	0,62	0,70
Largeur d'arrière en avant.	0,35	0,37	0,39	0,42	0,45
Longueur (siège à une place).	0,55	0,55	0,60	0,60	0,60
Longueur pour chaque place (bancs à 2 places).	0,50	0,50	0,55	0,55	0,55
Soit, pour les deux places.	1,00	1,00	1,10	1,10	1,10
2° *Siège*					
Hauteur au-dessus du sol	0,27	0,30	0,34	0,39	0,45
Largeur d'avant en arrière.	0,21	0,23	0,25	0,27	0,30
Longueur (siège à une place).	0,50	0,50	0,55	0,55	0,55
Longueur pour chaque place (bancs à 2 places).	0,90	0,90	1,00	1,00	1,00
3° *Dossier*					
Hauteur au-dessus du siège	0,19	0,21	0,24	0,26	0,28
Longueur égale à celle du banc.	0,50	0,50	0,55	0,55	0,55
Ou, pour bancs à deux places	0,90	0,90	1,00	1,00	1,00

Dans les écoles anglaises, les bancs, du système *Moss*, sont à deux places et disposés en gradins ; simples, pas encombrants, indépendants, faciles à déplacer, et offrant cinq tailles : les numéros 1, 2, 3 pour les écoles primaires, 4 et 5 pour les écoles enfantines. Ils ont 4 pieds de longueur et deux de largeur, des montants en fonte, quelquefois un appui en bois pour les pieds, un siège fixe, un dossier à la hauteur des reins. L'inclinaison de la tablette est d'environ 10° : elle se compose d'une partie horizontale et d'une partie inclinée dont le tiers inférieur est mobile et, en se relevant, forme un pupitre d'une inclinaison d'environ 40° avec arête à la partie inférieure pour supporter les livres. La distance est nulle ; une disposition simple empêche le bruit que cause la manœuvre. D'autres bancs, système *Cruwys*, sont à siège mobile ; d'autres encore, comme le *Croydon*, sont à siège fixe et à pupitre rabattable en avant, de façon à devenir le dossier du banc qui les précède (1). En Russie on cherche à généraliser les bancs à deux places dont Virenius demande 8 tailles différentes. Nous avons vu déjà que la tendance aux mécanismes compliqués était moindre en France qu'à l'étranger.

Le mobilier unipersonnel a été adopté en Suède aux États-Unis. Il n'a d'autre défaut que de demander beaucoup de place, ce qui, à vrai dire,

(1) MANGENOT. — *Hygiène scolaire à Londres*. Soc. de Méd. publ. 23 décembre 1891.

n'a que des avantages au point de vue qui nous occupe. Aux États-Unis, le *Single Desk* se fabrique en bois de cerisier ou d'érable de 6 ou 8 tailles différentes. On emploie souvent la disposition qui consiste à faire du banc qui précède le dossier de celui qui suit. Le siège est à relèvement, pour la distance négative. On donne aux différentes pièces les dimensions indiquées en pouces dans le tableau I (voir ci-contre) (1).

Voici, d'autre part, les dimensions conseillées par Guillaume (de Neufchâtel), indiquées par lui en pieds et pouces fédéraux, et que, pour la commodité, nous avons transformées en mesures métriques (2). 8 tailles, de $0^{m},90$ à $1^{m},60$ (Tableau II ; voir ci-contre).

(1) BUISSON. — *L'Instruction primaire à l'Exposition* en 1876.

(2) Le pied fédéral vaut 0.30 et le pouce 0.025

TABLEAU I

	Longueur	Hauteur du siège	Hauteur du pupitre	Largeur du siège	Largeur du pupitre	Largeur totale	Age
1° *Pupitres simples*							
1. Normal	24	16	30	12 1/2	16	34 1/2	Adultes
2. High School	24	15	28 1/2	12 1/2	16	34 1/2	16-20
3. Gramm. School	24	14	26 1/2	11 3/4	15	32	12-16
4. First intermédiate	21	15	24 1/2	10 3/4	14	30	10-13
5. Second intermédiate	18	12	22 1/2	9 3/4	13	27	8-11
6. Primary	18	10 3/4	20 1/4	9	12	25	5-9
2° *Pupitres doubles*							
1. Normal	24	16	30	12 1/2	16	34 1/2	Adultes
2. High School	42	25	29	12 1/2	16	34 1/4	16-20
3. Gramm. Scool.	42	14	26 1/2	11 3/4	15	32	12-16
4. First intermédiate	42	15	24 1/2	10 3/4	14	30	10-13
5. Second intermédiate.	36	12	22 1/2	9 3/4	13	27	8 11
6. Primary	36	10 3/4	20 1/4	9	12	25	5-9

TABLEAU II

Taille des élèves		Hauteur de la table		Hauteur du banc		Hauteur du dossier	
En pieds et pouces	En mètres	En pouces	En mètres	En pouces	En mètres	En pouces	En mètres
3,0-3,3	0,90 -0,975	13,5	0.337	7,5	0,187	9,8	0,245
3,3-3,6	0,975-1,045	14,7	0,367	8,5	0,212	10,8	0,270
3,6-3,9	1,045-1,120	15,8	0,395	9,5	0,237	11,9	0,297
3,9-4,2	1,120-1,195	17,0	0,425	10,3	0,257	12,9	0,312
4,2-4,5	1,195-1,270	18,1	0,452	11,2	0,280	14,0	0,350
4,5-4,8	1,270-1,345	19,2	0,480	12,2	0,305	15,0	0,375
4,8-5,1	1,345-1,420	20,4	0,510	13,1	0,327	16,1	0,402
5,1-5,4	1,420-1,595	21,6	0.540	14,1	0,352	17,2	0,430

Voici les dimensions auxquelles le conseil d'hygiène de Bruxelles est arrivé expérimentalement.

Numéros des bancs	Taille moyenne des élèves	Distance entre le bord intérieur du pupitre et la barre. Hauteur du dossier	Distance entre le banc et l'appui-pieds	Largeur des bancs
1	1,05	0,16	0,28	0,21
2	1,07	0,17	0,286	0,225
3	1,12	0,18	0,303	0,230
4	1,17	0,19	0,32	0,240
5	1,22	0,20	0,338	0,250
6	1,27	0,21	0,355	0,256
7	1,33	0,22	0,372	0,260
8	1,38	0,226	0,39	0,265
9	1,45	0,234	0,40	0,270
10	1,48	0,243	0,42	0,280
11	1,53	0,25	0,44	0,285
12	1,58	0,26	0,45	0,290

Les suivantes ont été adoptées dans les écoles suédoises.

Taille des élèves	Hauteur du pupitre	Hauteur du siège	Hauteur du petit banc
1,80	76,8	51,3	0,0
1,66	76,8	53,1	5,7
1,52	76,8	54,9	11,4
1,38	76,8	56,7	17,4

Voici enfin les dimensions adoptées par Gréard dans le modèle qu'il a imaginé. La table-banc Gréard est à 3 places, avec sièges isolés à dossier cintré, à plancher surélevé, incliné d'avant en arrière, spécial à chaque pupitre et supprimant l'appui-pieds. 3 tailles :

	N° 1	N° 2	N° 3
Hauteur de la marche, côté du siège.	0,15	0,13	0,07
Hauteur de la marche, côté de la table	0,19	0,175	0,12
Hauteur du siège au-dessus de la marche.	0,32	0,38	0,45
Hauteur du dossier au-dessus de la marche.	0,52	0,62	0,72
Hauteur de la table en avant de la marche	0,50	0,60	0,70
Hauteur de la table en arrière de la marche.	0,54	0,64	0,74
Longueur du siège	0,28	0,31	0,34
Largeur du siège	0,23	0,25	0,27
Largeur de la place de chaque élève	0,45	0,50	0,55
Dimension de la table d'avant en arrière	0,345	0,40	0,43

D'après le règlement français, lorsque la tablette du pupitre sera mobile, et la distance négative, on observera les proportions suivantes :

	Type I	Type II	Type III	Type IV	Type V
1° *Tablette rapprochée de l'enfant*					
La verticale tombant de l'arête de la tablette devra rencontrer le banc à une distance de son bord antérieur égale à	0,03	0,04	0,05	0,06	0,07
L'intervalle entre l'arête de la table et le dossier sera de	0,18	0,18	0,19	0,22	0,26
2° *Tablette éloignée de l'enfant*					
Entre la verticale tombant de l'arête de la tablette et le bord antérieur du banc, l'intervalle sera égal à	0,09	0,10	0,11	0,12	0,13
3° *Déplacement total du pupitre d'arrière en avant*	0,12	0,14	0,16	0,18	0,20
4° *Dimension du pupitre d'arrière en avant* (d'après Cardot)	0,35	0,37	0,39	0,42	0,45

On doit à de Bagnaux (1) l'indication ci-après des mesures à prendre chez l'enfant pour approprier le mobilier à ses besoins.

1° Hauteur de la jambe depuis le plancher jusqu'au-dessous du genou (donne la hauteur du siège).

2° 2/5 de la hauteur du femur (donne la profondeur du siège).

3° Hauteur des reins au-dessus du siège, prise au niveau de la hanche, augmentée de quelques centimètres (donne la hauteur de l'arête supérieure du dossier).

4° Hauteur du creux de l'estomac au-dessus du plancher, l'enfant étant assis, combinée avec les hauteurs précédentes (donne la hauteur au-dessus du plancher et au-dessus du siège de l'arête postérieure du pupitre).

5° Epaisseur du corps augmentée, de quelques centimètres (donne la distance horizontale entre le dossier et l'arête postérieure du pupitre).

En moyenne, on peut admettre comme distance entre la table et le banc, une longueur un peu plus grande que celle qui sépare le siège du coude soit 1/8 plus un pouce (Fahrner) de la longueur du corps (1/7 pour les filles); comme hauteur du banc 2/7 et comme largeur du banc 1/5 de la même longueur. Chaque élève doit disposer de $0^m,64$ en largeur. La distance entre le siège et la

(1) D'après Riant. — *Hygiène scolaire.*

barre d'appui doit être telle que les pieds posent bien à plat.

Fonssagrives (1) donne encore les indications suivantes pour la différence de hauteur entre la table et le banc : pour une taille de $0^m,90$ à $1^m,10$ $0^m,17$; pour une taille de $1^m,17$ à 1^m36, $0^m,21$; pour une taille de $1^m,35$ à $1^m.53$, $0^m,22$.

Pour placer convenablement un écolier, il sera toujours préférable d'en mesurer les dimensions actuelles que de s'en rapporter aux moyennes, qui n'ont qu'une signification approximative. Ces moyennes ont servi surtout à établir les cinq types de bancs admis dans nos classes, et, à ce point de vue, il n'est pas inutile de les connaître. Le tableau ci-contre les indique (Layet).

(1) *Leçons d'hygiène infantile.*

	1°		2°		3°			4°			3°	
A. Taille des enfants.	1m à 1m,05	1m,05 à 1m,10	1m,10 à 1m,15	1m,15 à 1m,20	1m,20 à 1m,25	1m,25 à 1m,30	1m,30 à 1m,35	1m,35 à 1m,40	1m,40 à 1m,45	1m,45 à 1m,50	1m,50 à 1m,55	1m,55 à 1m,60
B. Hauteur du creux épigastrique au-dessus du plancher, l'enfant assis.	45	47	49,5	52,5	55	58	61	63,5	66	68,5	72	78
	46		51		58			66			75	
C. Hauteur de la jambe, du plancher au-dessous de l'articulation du genou.	27	29	30	32	33,5	35	36,5	38	40	42	45	47
	28		31		35			40			46	
E. Hauteur des reins au-dessus du siège prise au niveau de la saillie de la hanche, l'enfant assis.	15,5	16,5	17	18	19	20	21	21,5	22	22,5	23	25
	16		17,5		20			22			24	
F. Longueur du femur.	34,5	35,5	37	39	40	41,5	43	44	45	47	49	52
	35		38		41,5			45,5			50,5	
G. Epaisseur du corps prise au-dessous du creux de l'estomac.	15	15	15	15	15	15	16	16	16	17	17	18
	15		15		15,3			16,3			17,5	
I. Epaisseur de la cuisse d'avant en arrière, à mi-hauteur, l'enfant debout.	8	8	9	9	10	10,5	11	11,5	12	12	12	12,5
	8		9		10,5			11,8			12,25	
M. Largeur du corps prise au niveau des coudes, en comprenant les deux coudes rapprochés du tronc.	30	30	30	30	31	32	33	33	33,5	34	34,5	35,3
	30		30		32			33,5			35	

Croissance. Layet donne les indications suivantes au sujet de la taille moyenne aux différents âges scolaires, d'après un grand nombre d'observations personnelles et empruntées à divers auteurs qui s'en sont occupés :

	Garçons	Filles
5 ans.	103,3	100
6 —	108,5	105
7 —	115,0	111,2
8 —	120,6	118,0
9 —	124,5	122,3
10 —	129,2	127,5
11 —	132,7	132,5
12 —	137,7	138,0
13 —	143,2	144,0
14 —	148,2	149,4
15 —	154,2	151
16 —	160,5	154
17 —	164	155

De son côté, Uffelmann indique :

	Garçons	Filles
3 ans.	0,87	0,86
10 —	1,22	1,26
14 —	1,50	1,475

et, pour l'accroissement aux différents âges :

	Garçons	Filles
5 à 6 ans. . . .	5,6	5,5
6 à 7 — . . .	6,1	6,0
7 à 8 — . . .	5,5	5,7
8 à 9 — . . .	4,1	4,8
9 à 10 — . . .	4,7	4,8
10 à 11 — . . .	3,5	5,0
11 à 12 — . . .	5,0	5,6
12 à 13 — . . .	5,2	5,5
13 à 14 — . . .	6,0	5,8
14 à 15 — . . .	5,2	3,1
15 à 16 — . . .	6,2	1,6
16 à 17 — . . .	3	1,1

Féret estime la croissance trimestrielle à 1 centimètre ou 1 centimètre 1/2.

On remarquera qu'elle ne suit pas la même progression chez les deux sexes ; que la poussée se produit, chez les filles, entre 10 et 14 ans, chez les garçons, un peu plus tard, et que les mêmes règles ne sauraient leur être appliquées. La nécessité de mesurer la taille deux fois par an résulte des constatations suivantes de Carlier (1) sur les élèves de l'Ecole des enfants de troupe de Montreuil :

Ages	1re Examen	2e Examen	Accroissement
13-14 ans. . .	1,459	1,474	0,015
14-15 — . .	1,510	1,538	0,028

(1) *Recherches anthropométriques sur la croissance.* Paris 1892.

15-16 — . .	1,572	1,594	0,022
16-17 — . .	1,623	1,633	0,010
17-18 — . .	1,635	1,661	0,026

Dans d'autres séries, l'accroissement semestriel était de $2^{cm},2$; $3^{cm},2$; $1^{cm},9$; $3^{cm},7$, $1^{cm},3$; $2^{cm},0$, $2^{cm},2$, etc. ; et l'accroissement annuel s'élève à $5^{cm}4$; $5^{cm}.5$; $3^{cm},3$; $2^{cm},2$.

Ces modifications incessantes de la taille des écoliers, et leur répartition suivant les âges, expliquent pourquoi on tend à conserver les meubles fixes, à types croissants, pour les jeunes enfants, et à adopter ceux à siège individuel de hauteur variable pour les enfants plus âgés. Les lois de la croissance des filles engageront à se servir plus tôt des derniers.

Selon Guillaume, à un accroissement d'un pouce (0,025) de taille doivent correspondre des accroissements :

dans la hauteur de la table de 0 ,38
— du banc de 0^{p},31
— du dossier de 0^{p},53

Enfin, voici, d'après le calcul de différents auteurs, dans quelle proportion relative on doit associer les différents types du même mobilier dans l'installation d'une classe.

Type N° 1. 21 % Type N° 3. 44 %
Type N° 2. 22 % Type N° 4. 11 %
Type N° 5 : 2 %

Description de quelques modèles. On a résolu de différentes façons les divers problèmes que soulève le mobilier unipersonnel où à deux places, à distance nulle ou négative, donnant la facilité à l'élève de quitter sa place, et le nombre des modèles qu'on construit actuellement en France et à l'étranger remplirait un volume. Nous n'avons pas l'intention de nous y étendre longuement, nous contentant d'avoir insisté sur les conditions auxquelles un bon mobilier doit répondre. Et si nous en figurons quelques-uns, c'est que leurs proportions relatives heureuses, et la vogue dont ils jouissent chez nous ou chez nos voisins, les recommandent à l'attention. On trouvera dans l'ouvrage de Riant, dans ceux de Narjoux, de Buisson, de Burgerstein etc., que nous avons eu déjà l'occasion de citer, d'intéressantes descriptions d'un grand nombre de modèles. Le catalogue de la librairie Delagrave en montre aussi beaucoup d'excellents des systèmes *Nisius*, *Narjoux*, *Lhuillier* ; la table-banc progressive du *Prof. Louis* ; les meubles *Savary* destinés aux écoles normales supérieures ou aux lycées ; les bancs-stalles d'amphithéâtre, etc.

Les collections étrangères ne sont pas moins riches.

Le mobilier proposé par la commission d'hygiène scolaire est très simple, tout en réalisant les conditions exigées : il convient particulièrement aux écoles rurales. La figure 13 en donne une idée suffisante pour qu'il nous soit permis de nous abstenir de le décrire. La distance est nulle, et l'appuie-pieds constitué par une planchette inclinée. Nous avons eu l'occasion de parler du mobilier *Gréard*.

Le mobilier *Lenoir* avec ses supports en fer, la forme inclinée en arrière de son siège, serait excellent s'il ne solidarisait les tables et les bancs d'une même file, inconvénient atténué par sa grande fixité.

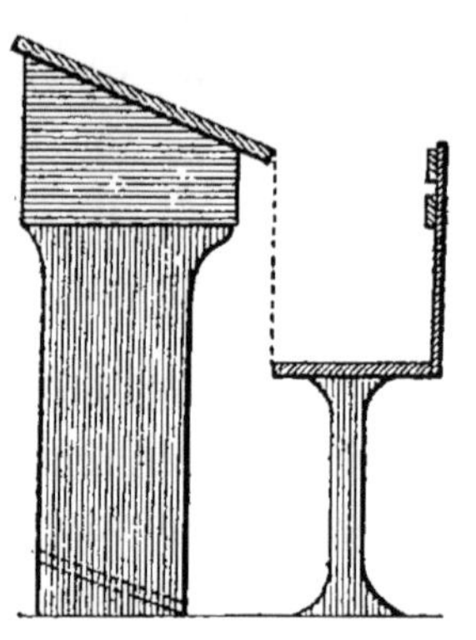

Fig. 13. — Modèle de la commission scolaire.

Le modèle *Baptcrosses* comporte une table fixe devant laquelle se placent des sièges de hauteur variable. La table, formant pupitre, est supportée par des pieds de fonte de 0,85 de hauteur. Les sièges sont des disques de bois supportés par des croisillons de fonte montés sur des tiges cylindriques glissant dans un support creux en fonte, scellé au plancher. On arrête ce support à la hauteur voulue à l'aide d'une vis : même mécanisme pour l'appuie-pieds. Il y a un dossier. La distance positive et la forme ronde des sièges ne sont que des imperfections de détail faciles à faire disparaître.

Les tables-bancs fixes, employés en Allemagne, sont ceux de *Buhl-Linsmayer*, de *Lœffel*, de *Fahrner* (fig. 14), de *Buchner* (fig. 15), etc.

Pour faciliter les mouvements d'entrée et de sortie, le repos entre les séances d'écriture, les tra-

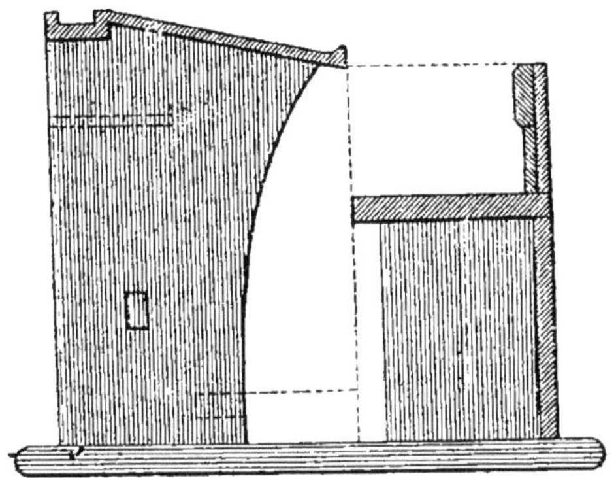

Fig. 14. — Banc de Fahner.

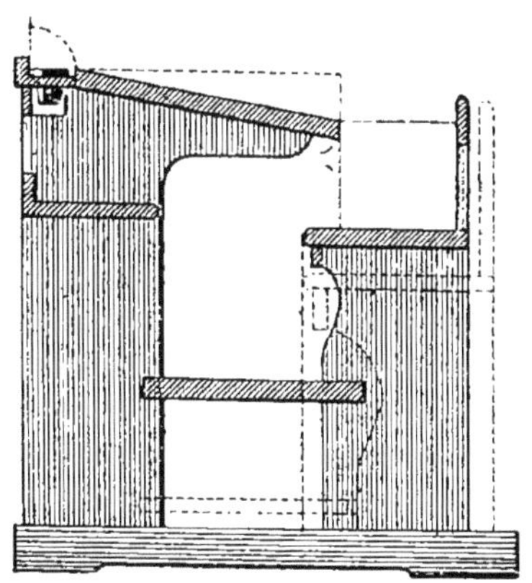

Fig. 15. — Banc de Buchner.

vaux manuels dans la position assise, incompatibles avec une distance négative véritable, on a imaginé de rendre mobile soit la tablette, soit le siège, ou les deux à la fois. Dans plusieurs modèles, le dossier, très éloigné de l'élève pendant la position d'écriture, ne lui sert que pour les autres exercices.

I. *La tablette du pupitre est à glissement*; elle se compose ordinairement de deux portions, l'une fixe, l'autre mobile, glissant sur la précédente. Il y a, d'ailleurs, à cette règle, bien des exceptions. Tel est le mécanisme du banc *Cardot*, et du banc de *Kunze* (fig. 16) qui a servi de prototype aux nombreuses variétés du banc *d'Olmütz* très en faveur en Allemagne et en Autriche. Les transformations qu'on a fait subir au système primitif portent (1) :

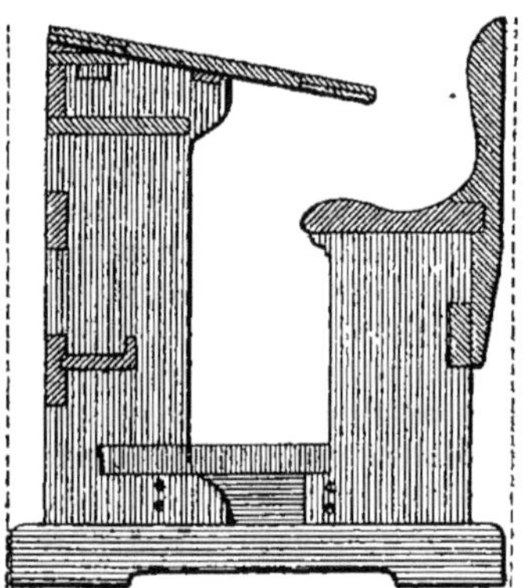

Fig. 16. — Banc de Kunze.

a) Sur le mode de locomotion de la tablette mobile : on l'attire avec la main (*Kunze*) ; elle est mise en mouvement par une crémaillère et une manivelle (*Albers et Widekind*) (fig. 17) par un coin surmonté d'un bouton (*Wakenroder*), etc.

b) Par le mode d'arrêt de cette tablette : ici c'est un verrou, là, c'est un ressort, etc.

(1) LEO-BURGEISTEIN et NETOLITZKI. — *Hyg. scolaire*, p. 78.

c) Par le point d'appui : c'est tantôt un cadre (*Schindler*), tantôt un levier, un parallélogramme articulé (*Schlimp*). Enfin, dans quelques modèles,

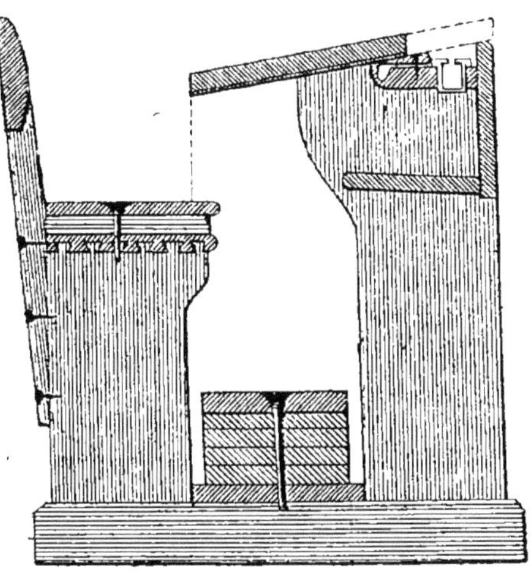

Fig. 17. — Banc d'Albers et Widekind.

la portion de la tablette qui porte l'encrier ne se découvre qu'au moment où l'élève en attire la portion mobile ; un levier à contre-poids la soulève automatiquement.

d) Par la nature du siège bas ou élevé, à dossier droit ou incliné, massif ou à claire-voie, suivant les vues des constructeurs.

Dans tous les modèles précédents, le siège est fixe.

II. *La tablette du pupitre est à rabattement.* Généralement, une portion plus ou moins longue de cet organe pivote autour d'une articulation transversale à charnières et devient un pupitre à inclinaison prononcée pour la lecture. Tel est, en France, le mobilier *Claparède*; tels sont, en Suisse celui de *Wolf et Weis* (fig. 18); en Allemagne, ceux de *Hermann*, de *Parow*, de *Liebreich*; en Angleterre, de *Hammer*; aux Etats-Unis, le banc *Columbus*, etc.

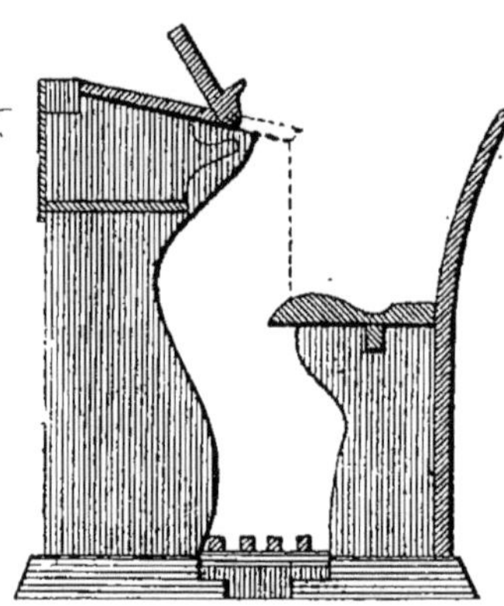

Fig. 18. — Banc de Wolf et Weiss.

Dans les modèles de *Spohr et Kraemer*, de *Peard*, le pupitre se rabat en totalité.

Le modèle de *Liebreich*, l'un des meilleurs, offre un pupitre à rabattement partiel de hauteur invariable : celles du siège et de l'appuie-pieds sont variables et adaptables. Chaque siège se complète d'un dossier dont l'arête supérieure se maintient au niveau du bord de la table pour les garçons, à 0,05 au-dessus de ce bord pour les filles. Au lieu de siège fixe, il comporte des bancs de trois tailles différentes, et trois crans proportionnés pour le marchepied. On peut y adapter aussi une chaise dont le siège s'élève ou s'abaisse au moyen d'une vis, tandis que le dossier recule en proportion. Un mécanisme analogue est reproduit dans le banc *Babterosses et Loreau*, celui de *Hansen*, etc.

III. *Le siège est mobile* : il est à glissement dans le modèle *Beyer*, où il se meut le long de deux rails fixés au plancher du meuble : un taquet l'arrête en avant. Son mouvement de recul est limité par la rencontre du dossier. Le modèle *Wakenroder* comporte deux planchettes superposées, dont la supérieure se manœuvre comme un tiroir : la table de derrière sert de dossier à celle de devant.

Il est à rabattement voulu ou automatique (banc *Columbus*).

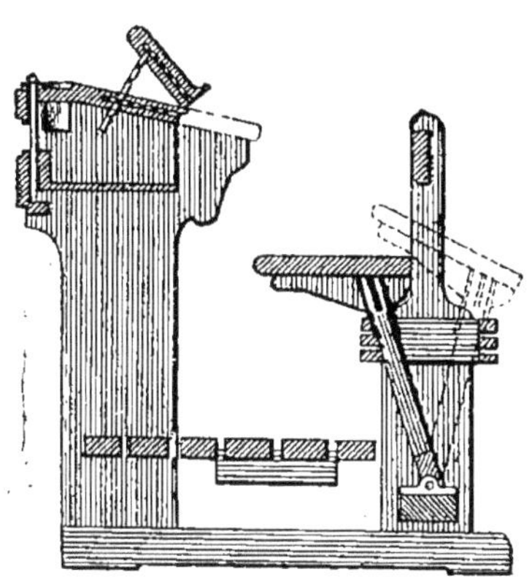

Fig. 19. — Banc de Kaiser.

Dans le même ordre d'idées, on se sert de sièges séparés, de différentes grandeurs, dont on peut limiter la course par des saillies fixées au plancher; *Liebreich* se sert de bancs, *Vogt* d'escabeaux, *Pranseke*, *André* de chaises.

L'idée du siège à balancier appartient à *Kaiser* (fig. 19). La figure en montre le mécanisme très simple. *Spohr* et *Kraemer* ont construit un banc analogue à pieds de fonte. On pourrait arriver, selon *Burgerstein*, à transformer dans ce sens, et à peu de frais, les anciens bancs d'écoles.

La rotation autour d'un axe a été appliquée de

diverses manières. *Vandenesh* se sert d'un tabouret de forme elliptique, fixé sur un pivot excentrique. Un demi-tour transforme la distance négative en positive et rapproche le siège de son dossier. *Schindler* (fig. 20) a adopté un siège en

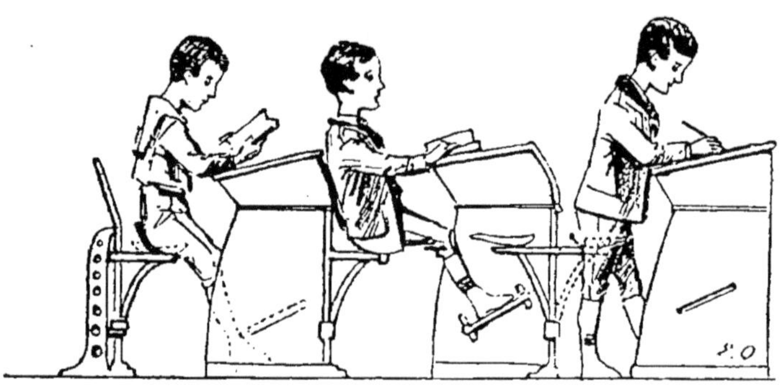

Fig. 20. — Pupitre banc de Schinder.

forme de sellette, articulé à l'extrémité de la portion horizontale d'une potence en fer dont la branche verticale est reçue dans des colliers en fer, qui lui permettent un double mouvement d'ascension et de rotation. L'originalité du système est de permettre des changements d'attitude, le travail alternativement assis ou debout que *Féret* avait réalisé déjà au moyen de sa table à élévation variable, et que *Kottmann* a préconisé encore en Allemagne.

Il va sans dire qu'on a combiné de différentes façons, dans d'innombrables modèles, le glissement du pupitre au rabattement du siège, au siège à balancier, etc., etc.

Mlle Wille a donné récemment (1) la description d'un appareil assez compliqué qui se rapproche, par certains côtés, de ceux que nous avons mentionnés au début de cette description. Il en diffère par ses accoudoirs à coulisses qu'on peut rapprocher ou éloigner suivant la taille, et qui laissent, dans leur intervalle, un vide, préservant la poitrine de toute compression. Il offre, en outre, une crémaillère pour éloigner ou rapprocher le cahier, une sorte de chevalet pour le dessin au-dessus du pupitre, des ressorts pour maintenir le cahier droit, un cadre pour conserver le front à la distance physiologique de l'objet de travail. Le siège et la tablette peuvent s'élever au moyen de coulisseaux, et la moitié de la tablette peut se relever et former pupitre pour le livre. Muni d'un tel mobilier, l'enfant aurait vraiment mauvaise grâce à se mal tenir.

Répétons ici que, d'une façon générale, les mécanismes compliqués et fragiles, d'un prix élevé et ne se maniant pas sans bruit, ont trouvé peu d'enthousiasme dans notre pays. Le pupitre à levier, pour ne citer que celui-là, n'est admis dans aucune école.

(1) *Lyon médical*, 2 av. 1893.

Dans les salles disposées en gradins, les tables seront supprimées. Des sièges à deux places avec dossier en bois et tablette latérale pour poser le papier et le bras leur conviendront. Une planchette, au-dessous du siège, recevra les livres et les cahiers. On donnera à ce meuble les dimensions suivantes :

Hauteur du siège	0,45
Hauteur du dossier au-dessus du siège	0,40
Largeur du banc	0,10
Profondeur du siège	0,45

C'est le modèle adopté par *Savary* (Delagrave. Mod. L. N.).

On a construit des bancs de préaux (syst. *Cardot* et autres) pouvant servir de tables-bancs pour les cours d'adultes et de bancs à tablettes pour la préhension des repas.

Il ne suffit pas que l'enfant trouve à l'école un bon mobilier. Rentré à la maison, il doit s'occuper de ses devoirs, et ne pas perdre le bénéfice des bonnes habitudes enseignées. Il faut lui assurer un mobilier convenable. Une table carrée ordinaire, surmontée d'un pupitre incliné comme il a été dit, et une chaise d'appartement non rembourrée, à dossier droit, font l'affaire. La table ronde a le grave défaut de comprimer la base de la poitrine. *Dally* a imaginé, dans le but particulier qui nous occupe, un pupitre adaptable à toutes les tables : échancré circulairement au centre pour éviter toute compression thoracique, il offre deux accoudoirs, constitués par les deux portions de la tablette qui sont en dehors de l'échancrure et qui supportent les coudes dans une position normale par rapport à l'axe du corps. Au besoin, des arrêts frontaux interdisent aux enfants de se coucher sur l'un ou l'autre coude. La tablette supérieure est inclinée à 15° et peut se relever à toutes les hauteurs, de bas en haut et d'arrière en avant, de sorte que le pupitre peut recevoir toutes les inclinaisons propres à la lecture et au dessin. Le prix du pupitre Dally est très abordable.

Pour le dessin géométrique, on emploie les tables horizontales ; pour le dessin d'imitation, il existe quantité de chevalets avec porte-modèles auxquels un mécanisme simple permet de donner une inclinaison variable. Comme siège un escabeau, une chaise ou un tabouret suffit. Il existe des sièges à sellette mobile pouvant se hausser ou se baisser comme celle des tabourets de piano. Pour la ronde-bosse, la disposition est la même, avec des meubles assez légers pour se prêter à tous les déplacements. Tous ces meubles sont ordinairement en bois ou en fer et d'un faible prix de revient.

L'ancienne chaire du maître, sorte de forteresse imposante, presqu'inabordable, d'où il dominait sa classe, et autour de laquelle se passaient la récitation des leçons, la correction des devoirs, la distribution des éloges, des récompenses et des châtiments corporels, doit céder la place à une table à tiroirs, surélevée sur une estrade de $0^m,30$ à $0^m,32$. L'instituteur doit se garder de rester en place ; il doit, au contraire, circuler entre les rangs d'écoliers, s'occuper autant que possible de chacun en particulier, en gagnant la confiance au lieu d'inspirer la terreur.

Disposition du mobilier. Nous nous en sommes occupés déjà en parlant de la classe ; voici les recommandations de la commission d'hygiène scolaire.

Dans les écoles mixtes, on laissera un passage longitudinal médian.

Avec le mobilier à une place, à moins de donner à la salle des dimensions exagérées, on ne peut mettre que trois élèves de front de chaque côté, ce qui, en admettant un mobilier de $0^m,60$ de large, séparé des murs par un espace de $0^m,60$ et une distance entre les bancs de $0^m,45$, enfin $0^m,70$ pour le passage central, donnera une largeur de $7^m,50$. Avec le mobilier à deux places, on pourra mettre 8 élèves de front avec $0^m,50$ pour les passages et $1^m,10$ pour la longueur de chaque table. On pourrait conserver le mobilier traditionnel pour l'enseignement des matières qui, comme le chant et la géographie, contrindiquent les salles profondes.

Les tables-bancs seront toujours en bon état, pour éviter les blessures par échardes. Les inscriptions, sculptures, etc., seront sévèrement interdites.

CHAPITRE IV

LES LIVRES SCOLAIRES ET LA LECTURE

Javal, Gariel, Perrin, Giraud Teulon, Galezowski et la plupart des ophthalmologistes, s'accordent à accuser la mauvaise impression des livres scolaires d'être un des plus puissants moyens de développer la myopie chez les écoliers. Le bon marché étant la condition essentielle qui préside à la publication de ces ouvrages, les imprimeurs emploient souvent à les réaliser, du papier trop mince, des caractères usés ou trop fins, une justification irrationnelle, et obtiennent un minimum de lisibilité. Il y a donc lieu de consacrer un chapitre à l'étude de cette question que Javal en France, Cohn en Allemagne, se sont efforcés d'élucider.

Parmi les règles qui vont suivre, plusieurs ont été édictées par la commission d'hygiène de la vue (1882).

Il faut, tout d'abord, éviter que l'élève se rapproche trop de son texte ; aussi, pour les premiers éléments de lecture, l'emploi des tableaux semble préférable à celui des livres, parce que les élèves les regardent de loin, sans efforts d'accommodation, et que la leçon profite à tous (1). Mais les tableaux où, pour faire ressortir certaines lettres, syllabes ou mots, on varie la couleur ou la nuance des caractères, sont très fatigants pour la vue et doivent être prohibés (Layet).

Les livres seront imprimés sur papier blanc ou légèrement jaunâtre. Les caractères seront du numéro 8 interligné d'un point, et on ne réunira pas plus de 6 lettres 1/2 à 7 lettres au centimètre. Pour les dictionnaires, cette dernière dimension constituera un maximum, mais les lignes auront toujours une hauteur totale de 3 millimètres. La longueur maximum de la ligne sera de 0,08, mais il serait encore préférable qu'elle descendît au-dessous, 6c5 par exemple.

On proscrira tout livre qui, à l'éclairage d'une bougie placée à 1 mètre, ne sera pas lisible pour une bonne vue à 0m80. Les cartes géographiques d'atlas tenues en main verticalement devront être lisibles à 0m40 au moins. Les cartes murales ont besoin d'être modifiées. Ou bien elles porteront des noms lisibles à distance, mais tous d'une égale lisibilité, de manière qu'en s'éloignant, ils de-

(1) Sous. — *Hygiène de la vue.*

viennent tous illisibles du même coup ; ou bien on emploiera les cartes muettes ; ou enfin on n'admettra que deux catégories de noms : les uns lisibles à 4 mètres, destinés à être vus de la classe entière, les autres assez fins pour ne pouvoir être lus que de près, à 1 mètre. On évitera les cartes vernies dont les reflets sont gênants.

Etendons-nous un peu plus longuement sur chacun des principes ci-dessus résumés.

On s'est demandé si le contraste des caractères très noirs avec le papier très-blanc n'était pas de nature à fatiguer la vue. On a rappelé que Montaigne, fatigué par ce contraste, avait pris l'habitude d'interposer un verre entre son œil et son texte. Réveillé-Parise voudrait du papier vert tendre ou bleu clair, jamais d'un blanc éclatant (1). Javal préfère le papier jaune : « L'œil n'étant pas achromatique, la vision doit être plus nette quand on supprime l'une des extrémités du spectre fourni par la couleur du papier. Ne pouvant amortir le rouge sous peine d'avoir une teinte vert foncé qui serait insupportable, surtout à la lumière du gaz, il faut recourir à un papier qui réflechisse le bleu et le violet plus faiblement que les autres couleurs. Le papier jaune de la teinte produite par la pâte de bois remplit bien ces conditions. » Il faut éviter les teintes tirant sur le bleu.

Pour beaucoup d'hygiénistes, et nous sommes

(1) Sous. — *Loc. cit.*

du nombre, le contraste dont nous avons parlé n'est nullement pénible et constitue, au contraire, une bonne condition de la lisibilité si, d'ailleurs, l'impression est conforme aux règles.

Le papier doit être lisse, sans éclat.

L'unité de mesure en typographie est le « point » qui mesure $0^{mm},4$, $0^{mm},35$, $0^{mm},376$, suivant les maisons. La première mesure est celle de l'imprimerie nationale. Si donc on prend le point typographique moyen de $0^{mm},376$ comme unité, les caractères classiques devront mesurer $3^{mm},008$ et être séparés des caractères de la ligne suivante par un intervalle de $0^{mm},376$. Le « 8 » interligné d'un point ne convient, bien entendu, qu'aux élèves sachant déjà lire couramment.

La lisibilité des caractères dépend moins de leur hauteur que de leur épaisseur ; on aurait donc avantage à se servir des caractères « gras. »

La distance respective des lettres est une importante condition de la lisibilité. Javal (1) conseille de prendre, comme mesure, l'intervalle qui sépare les jambages de la lettre « n », un peu plus grand que celui qui sépare les jambages de la lettre « m ». Alors la distance qui sépare les lettres n'étant remplie que par du blanc paraîtra plus grande que celle qui existe entre les jambages. Les lettres rondes (o par exemple) porteraient presqu'autant de blanc que les lettres droites, au risque de diminuer l'uni-

(1) *La typographie et l'hygiène de la vue*. Rev. scientif. 1879.

formité du texte qui n'a rien à voir avec la lisibilité. Le même auteur croit que la suppression de l'interlignage n'atteint pas la lisibilité, que l'interlignage est une sorte de luxe qu'on peut supprimer dans les éditions à bon marché, en en profitant pour employer des caractères plus gras. Il supprimerait volontiers les queues des lettres longues inférieures qui sont au nombre de cinq seulement et ne reviennent que 15 fois en moyenne sur 100 lettres, pour les remplacer par de petites capitales. Cohn est d'un avis différent et trouve que les lettres longues rompent la monotonie. Il est aussi d'avis, au contraire, qu'il faut multiplier les interlignages et estime qu'il ne faut pas les rendre inférieurs à 3 millimètres, ou 2mm,5 comme dernière limite : les textes non interlignés sont compacts et indigestes. Weber se contente de 0m,0015. Javal n'en disconvient pas du reste et regrette que l'interlignage libéral soit incompatible avec l'économie.

Pour arriver à une lisibilité convenable sans diminuer le nombre de lettres contenu dans une page, on ne peut que diminuer l'approcher aplatir les caractères, recourir à une pointure plus faible, diminuer la saillie des lettres longues ou supprimer les interlignes : c'est ce dernier expédient qui altère le moins la lisibilité.

La densité d'impression est représentée par le nombre de lettres au centimètre carré ; Schubert demande qu'elle n'excède pas 15 pour les livres classiques.

Javal s'est donné la peine d'analyser la forme typique qu'il convient d'attribuer aux caractères. Partant de ce fait d'obseivation qu'au moment de la lecture, le point de fixation du regard se déplace suivant une ligne horizontale qui coupe les lettres courtes en un point situé un peu plus bas que leur sommet, (ce que démontre le fait qu'il est facile de lire une ligne de caractères dont la moitié inférieure est couverte et presqu'impossible de lire une autre ligne dont on ne découvre que cette même moitié) il insiste pour qu'on donne aux lettres une forme telle qu'elles diffèrent entre elles le plus possible dans la région où le point de fixation les rencontre. Aussi ne faudra t-il pas, comme certains graveurs, aplatir latéralement les lettres rondes, et arrondir fortement les lettres carrées ; augmenter la panse de certaines lettres comme b, d, q, p pour leur donner la même dimension apparente qu'aux o, dans un désir d'uniformité commun à beaucoup d'imprimeurs, etc . Nous ne pouvons entrer dans de plus longs détails et nous renvoyons au travail très intéressant du maître.

L'épaisseur à ménager aux traits dépend beaucoup de l'éclairage, et doit-être d'autant plus grande que les caractères seront appelés à être lus avec moins de lumière. Weber l'estime à 1/5 de la hauteur. Les livres devront être lisibles pour tout le monde, quelle que soit l'imperfection de l'éclairage. Pour les enfants sachant lire, on ne grossira que certaines parties des caractères pour éviter les confusions; aux enfants du premier âge on réservera des lettres où les déliés seront presqu'égaux aux pleins. On diminuera les déliés plus que les pleins à mesure qu'on gravera des caractères plus fins.

Pour apprécier la lisibilité on s'éloigne graduellement du texte ; le type le plus net est celui qui reste le plus longtemps lisible. Une meilleure manière est de confier l'expérience tantôt à un myope qui se tiendra un peu au-delà de sa vision distincte, tantôt à un presbyte qui lira sans verres ou avec des verres insuffisants. Enfin une dernière épreuve consiste à lire à la lumière d'une flamme quelconque dont on s'éloigne graduellement avec le livre jusqu'au moment où les caractères qu'on veut comparer cessent d'être lisibles. Ce dernier moyen est particulièrement applicable aux livres classiques.

En employant les lettres de la pointure N° 8, exagérés dans leur largeur pour les rendre plus clairs, on arrivera à les réunir au nombre maximum de 6 1/2 ou 7 au centimètre, comme il est prescrit.

La longueur de la justification, quand elle dépasse 0m08 est une cause de myopie qu'on explique ainsi : le sujet qui parcourt cette ligne accommodée pour en voir le milieu, et doit faire un effort d'accommodation différent pour en distinguer chacune des extrémités : la répétition de cet effort est une cause d'asthénopie et de crampe accommodative. C'est à tort que Cohn limite le maximum de la justification à $0^m,10$ et à raison que Javal trouve, dans cette longueur excessive, une des origines de la myopie si commune chez les Allemands. Il faut même s'efforcer de rester au-dessous de $0^m,08$ — Un moyen, pour le sujet, de remédier à ce défaut dans la constitution du livre, est d'en suivre les lignes par des mouvements de tête, qui laissent en repos l'accommodation.

Malorewski propose d'imprimer les lettres en blanc sur fond noir, pour combattre la myopie. Bien qu'il affirme l'excellence du procédé, il est permis de conserver des doutes au sujet d'un système appelé à révolutionner la typographie. L'expérience entreprise sur cinquante personnes seulement mériterait d'être étendue davantage (1).

L'enfant qui apprend à lire a besoin de rencontrer des caractères très gros, parce qu'il a besoin d'en détailler la forme pour s'en graver, dans la mémoire, le nom et la signification. Plus tard, il lit par une sorte de devination qui autorise à user de caractères plus fins. Javal voudrait qu'on ne donnât l'estampille qu'aux livres qui offrent au maximum 6 lettres au centimètre pour les enfants de 7 ans ; 6 1/2 pour les enfants de 10 à 12 ans, 7 lettres ensuite. Perrin se contente du nombre uniforme de 7 lettres. Le premier de ces auteurs trouve qu'on fait parcourir trop rapidement aux écoliers l'échelle descendante des caractères et

(1) *Rev. scientifique*, 1876. p. 143.

qu'on doit s'arranger de telle manière qu'ils n'aient aucune tendance à se rapprocher, même si l'éclairage n'est pas parfait ou si leur vue est un peu anormale.

Il faut imprimer les livres sur du papier assez épais pour que la saillie des caractères ne se montre pas sur la page suivante, dont elle gênerait la netteté, et pour qu'on ne puisse apercevoir, par transparence, l'impression d'une page à l'autre.

Pour l'enseignement de la musique, dans les petites classes, on n'usera que de la notation chiffrée. L'écriture sur une portée est très nuisible aux yeux des enfants (Javal).

D'une façon générale, on s'abstiendra de prêter des livres scolaires aux enfants. Promptement maculés, écornés, malpropres, ils ne peuvent qu'entretenir des habitudes de négligence. Les livres seront toujours recouverts de papier uni et de couleur.

CHAPITRE V

L'ÉCRITURE

Il est essentiel que, parmi les méthodes d'écriture, on choisisse celle qui n'exerce aucune influence fâcheuse sur la conformation ou sur la vue. Toutes les précautions à prendre auront pour objectif ce double danger.

La première condition à assurer, c'est un mobilier approprié. Nous savons ce qu'il doit être, et nous pouvons déjà condamner, pour l'écriture, les gradins, qui obligent l'enfant à écrire sur ses genoux, position insoutenable, d'autant plus funeste que l'inclinaison en avant est, dans cet exercice, poussée au maximum. Tout au plus peut-on permettre, dans ce cas, les exercices préparatoires d'écriture sur l'ardoise, si on les conserve.

C'est une faute que de commencer trop tôt à enseigner l'écriture. L'enfant peut apprendre à lire, à chanter, à dessiner, à calculer, avant d'apprendre à écrire : le tracé des chiffres est moins nuisible que celui des lettres, au début. Il ne faut pas céder non plus à la tendance à faire de ces deux matières, lecture et écriture, un enseignement simultané. La commission d'hygiène de la vue pense qu'il suffit d'apprendre aux enfants des écoles maternelles à tracer des lettres capitales romaines de grande dimension sur des tableaux ou des ardoises quadrillés. Ils ne doivent alors avoir d'autre préoccupation que celle de la forme, et n'exécuter qu'un travail purement mécanique durant lequel il est aisé de surveiller leur attitude. Les tableaux ne seront pas brillants ; les tableaux et ardoises quadrillés ne seront pas à compartiments trop petits : $0^m,40$ pour les premiers, $0^m,01$ pour les autres. Le quadrillage sera bien marqué et on évitera le blanc qui se confond bientôt avec le fond et auquel on préférera le jaune. Les tableaux blancs n'ont pas été reconnus pratiques. Ceux de Thieben, en pierre artificielle ne sont bons qu'autant qu'ils sont neufs.

Quand l'enfant commence à écrire sur le papier, on lui fait tracer des caractères droits sans liaison, même quand il en serait arrivé à former des syllabes et des mots. Plus tard seulement, on se préoccupera de lier les lettres, tout en conservant l'écriture droite, et, beaucoup plus tard encore, quand l'usage du papier réglé n'est plus nécessaire, on permettra d'écrire avec une certaine pente. En attendant, on emploiera le papier quadrillé ou réglé en double ; on évitera, pour les cahiers, le format dit « à l'italienne » c'est-à-dire plus large que haut. Les caractères tracés sur le papier n'excéderont pas $0^m,005$ pour le corps des lettres courtes, et les lettres longues ne dépasseront pas la ligne, au-dessus et au-dessous, de plus de cette longeur, de telle sorte qu'elles atteindront environ $0^m,01$. On peut conserver la même proportion relative pendant toute la durée des études, en diminuant progressivement les lettres courtes jusqu'à la limite minimum de $0^m,002$. Le gouvernement bavarois a adopté, depuis 1884, la plupart de ces prescriptions. L'écriture sera grosse et on s'abstiendra d'encre trop pâle et de papier trop gris.

L'ardoise réduite dans ses applications aux premiers exercices préparatoires, peut être conservée. On lui a adressé de nombreuses et justes critiques : reflet, amenant une mauvaise attitude du cou et du tronc ; contraste insuffisant entre la teinte de l'écriture et celle du fond, surtout quand l'ardoise a quelque temps d'usage ; obligation, dès lors, de regarder de plus près ; bruit désagréable ; raideur des doigts ; habitude d'effacer qui se conserve quand on passe de l'ardoise au papier. L'ardoise factice mérite, au bout d'un temps très court, les mêmes reproches. En Allemagne, on s'en sert beaucoup et on la confectionne en étendant au pinceau, sur une couche de carton mince et bien unie, plusieurs couches d'un mélange de sable quartzeux, de noir de fumée et d'huile de lin cuite. L'ardoise blanche artificielle n'est pas meilleure, si ce n'est au début.

Le crayon dur a les mêmes inconvénients que le crayon d'ardoise : il alourdit les doigts. Le crayon mou s'use vite et doit être retaillé à chaque instant. La plume et le papier suppriment toutes ces imperfections, habituent l'écolier, dès le début, à tenir sa plume régulièrement et légèrement et à s'en servir avec souplesse. D'ailleurs, l'écriture au crayon donne un reflet et ne se lit qu'à $0^m,90$ au lieu de $1^m,20$ pour l'écriture à l'encre (1).

Crayons et plumes doivent être volumineux et légers, de forme prismatique et triangulaire. On recommande les porte-plumes en liège.

L'enfant doit se tenir, pour écrire, à $0^m,30$ de son cahier, se servir d'encre bien noire, de papier bien blanc à lignes très accusées. Il paraît qu'on s'est aperçu que le papier blanc ligné de bleu était très préjudiciable à la vue, et le conseil d'hygiène a été saisi d'un projet d'interdiction de ce papier.

On ne consacrera pas un temps trop long aux travaux d'écriture ; on évitera de les prescrire au petit jour, et le soir.

Les déformations, les attitudes vicieuses et les troubles de la réfraction, qui peuvent avoir pour

(1) HORNER. — *Deutsch. Viertelj fur offentl. Gesundheits. de Warrentrapp.* Vol. 12, fasc. 2. p. 232.

13

point de départ une mauvaise méthode d'écriture, sont les diverses conséquences d'une loi signalée par Berlin (1) : pendant l'écriture, la ligne qui réunit les centres des deux yeux se place perpendiculairement à la direction des pleins des caractères. C'est la seule position où ces pleins forment leurs images sur deux points identiques des rétines. Avec une autre orientation des yeux, le moindre déplacement de la plume ferait paraître des images doubles, qu'éviteraient seulement des rotations incessantes d'au moins un œil autour de son axe antéro-postérieur.

Partant de cette loi, il est facile de se rendre compte qu'il existe des méthodes, parmi celles qu'on emploie, qui donnent plus ou moins de chances de déviation.

Il existe trois méthodes fondamentales :

L'écriture droite, sur papier droit, corps droit (formule de G. Sand).

L'écriture droite sur papier incliné, corps droit.

L'écriture inclinée sur papier droit, le corps tordu.

La première est celle qui maintient le mieux l'attitude correcte et la position symétrique de la tête. Aussi les hygiénistes lui accordent-ils la préférence. Les objections qu'on peut lui adresser ne sont pas du domaine de la science médicale.

La seconde est moins mauvaise que la troisième,

(1) Berlin. — *Annales d'oculistique*, 1883.

mais non exempte de défauts. Le papier étant disposé de telle sorte que la diagonale qui va du coin supérieur droit au coin inférieur gauche soit perpendiculaire au bord antérieur de la table, les lignes se placent obliquement de bas en haut et de gauche à droite. Pour conserver sa direction physiologique, la ligne qui réunit les axes visuels tend à se mettre en parallélisme avec elles ; la tête s'incline à gauche, la face se dévie à droite ou bien le bassin exécute un mouvement de rotation. Dans le premier cas, le centre de gravité de la tête étant ramené en avant de la face antérieure du rachis, les muscles de la nuque qui la soutiennent se fatiguent, repassent le travail à ceux du dos qui ne tardent pas à se relâcher à leur tour ; la tête tombe sur le bras gauche, les yeux à $0^{m},08$ ou $0^{m},10$ du cahier. Telle est la théorie de la scoliose de Fahrner, vérifiée par Cohn, acceptée par Gladstone (1) et qui nous paraît ressortir avec évidence de l'examen de photographies instantanées que nous avons sous les yeux. On y a reproduit comparativement un rang d'écoliers écrivant sur papier droit, corps droit, et un autre rang travaillant sur papier incliné, corps droit. Résultats : myopie, scoliose à triple ou quadruple courbure, dont nous étudierons plus en détail la pathogénie dans une autre partie de cet ouvrage.

Avec l'écriture inclinée sur papier droit, la tor-

(1) *Congrès d'hygiène de Londres*, 1891.

sion du tronc est portée à son comble. Le sujet ne tarde pas à adopter la station unifessière gauche, source d'une nouvelle variété de déformation rachidienne, et s'enfonce le coude droit dans les côtes : méthode, comme on voit, aussi antiphysiologique que possible, défendue seulement par quelques professeurs imbus de la supériorité de leur calligraphie, et qui mériterait d'être, non seulement déconseillée, mais prohibée.

La commission française de 1881, la plupart des oculistes et des physiologistes de notre pays, Cohn, Berlin, Ellinger, Mayer, Uffelmann, Weber, Baginski, Bayr, Kranzfeld (d'Odessa), pour ne citer que quelques-uns des maîtres étrangers, réclament avec raison l'adoption de la formule de G. Sand. Bornibus va jusqu'à conseiller l'usage alternatif des deux mains, peu réalisable en pratique. Enfin, on a cherché à introduire la Sténographie, au moins dans les classes supérieures. Nous allons y revenir.

Avec la méthode dont il s'agit, la position est parfaite. Rien ne s'oppose à ce qu'on l'adopte pour les premières années. L'objection la plus sérieuse qu'on lui oppose, tirée de sa moindre rapidité, perd toute sa valeur quand on s'occupe de jeunes sujets chez qui il convient, au contraire, de contrarier la tendance à écrire trop vite. Rien ne serait plus aisé que de passer, dans la suite, à l'écriture penchée. On adopterait, par exemple, la gradation suivante : dessin sur l'ardoise quadrillée, tracé de lettres capitales d'après un modèle, ou de souvenir ; quand l'enfant connaîtrait bien ses lettres, on lui montrerait le travail des doigts, et enfin, en le faisant travailler sur papier incliné, les mouvements du poignet.

La différence fondamentale, en effet, qui sépare l'écriture à main posée de l'écriture à main levée ou expédiée, c'est que la première s'exécute à l'aide des doigts, tandis que, dans la seconde, le poignet remplit un rôle important. La pente n'est utile que dans cette dernière. Il est déraisonnable de l'enseigner aux enfants, puisqu'il est impossible de leur apprendre à écrire du poignet. On leur montrera donc d'abord l'écriture à main posée, et on ne commencera l'expédiée qu'au moment où ils se mettront à écrire sur du papier non réglé. A ce moment, on fera incliner le papier, et la pente s'ensuivra nécessairement. L'écriture droite répond à la tendance naturelle de l'enfant.

Dans l'expédiée, les mouvements d'oscillation s'opèrent dans le poignet qui se fléchit pour tracer chaque jambage et s'étend pour exécuter chaque délié : en même temps, les doigts qui tiennent la plume se livrent à des mouvements inverses pour diminuer la pente et parfaire certaines lettres. L'écriture la plus rapide et la plus régulière est celle qui réduit au minimum les mouvements des doigts. Dans l'expédiée, la translation d'un bout à l'autre de la ligne s'opère autour du poignet immobile comme pivot, de sorte que chaque ligne est, non une droite, mais une portion d'un cercle ayant pour rayon l'avant-bras et la main. L'immobilité du coude a comme conséquence l'inclinaison du papier et la pente de l'écriture. Dès que le sujet voudra placer son papier droit devant lui, il écrira droit, sans changer la position de la main, mais il sera obligé de déplacer son coude de la gauche vers la droite de chaque ligne, et perdra du temps.

Il n'y a pas de raison pour mettre aux prises, dès le début, l'enfant avec une écriture de mécanisme aussi compliqué. Son organisation ne s'y prête pas, et son avant-bras est trop court pour qu'il puisse, en le conservant immobile, tracer des lignes sensiblement droites ; son écriture trop hésitante lui interdit les mouvements du poignet : il faut donc y renoncer, laisser l'élève déplacer son avant-bras en totalité presque pour chaque lettre et lui permettre de se servir à peu près uniquement des doigts pour mouvoir la plume : on n'a qu'à le laisser faire, à cet égard (1).

Javal, à qui nous avons emprunté les renseignements qui précèdent, conclut de ses patientes recherches qu'il faut adopter l'écriture droite pour le premier enseignement, ce qui n'apporte aucun obstacle à un changement ultérieur. Il souhaite

(1) JAVAL. — *Essai sur la Physiologie de l'Écriture* (Paris, 1893), et Revue scientif. 1881. I. p. 647.

quelques réformes, comme la suppression des points sur les i et de la ponctuation au cours de l'écriture, et la remise de ce complément à la fin du travail, en relisant : d'où gain de temps ; l'adoption de certaines liaisons systématiques, qui remédieraient à l'obligation de quitter le papier au milieu ou à la fin de certaines lettres. Nous renvoyons à son excellent et consciencieux travail ceux de nos lecteurs que cette question pourrait intéresser.

L'Allemagne a adopté l'écriture droite ; on l'autorise en France (1) ; en Angleterre, Smith, Gladstone, ont émis le vœu qu'elle fût imposée dans la limite du possible ; le congrès d'hygiène a adopté cette conclusion à une grande majorité. Les essais tentés dans quelques écoles, à Nuremberg et ailleurs, ont montré qu'avec l'écriture droite, la position était toujours meilleure à la fin de la première année d'expérience que dans les classes où on pratiquait l'écriture penchée. Bayr à entrepris des expériences concordantes.

Un dernier argument invoqué en faveur de l'écriture droite, c'est que les astigmates, si communs à l'école parmi les myopes, voient mieux les lignes verticales que les horizontales et les obliques.

Quoi qu'il en soit, il n'y a pas lieu de s'épuiser à faire exécuter de la calligraphie qui, dès que les

(1) Depuis la décision ministérielle de Déc. 1893 les commissions d'examens du certificat d'études et du brevet élémentaire sont tenues d'accepter les copies tracées en écriture droite.

études avancent, se perd à mesure qu'on presse le mouvement.

La vitesse exclut les queues trop longues et les plumes trop fines qui tracent une écriture illisible. Les plumes dites « medium » sont les meilleures ; elles donnent des traits uniformes, où les pleins sont peu indiqués. D'autre part, les plus grosses excluent les écritures fines.

La pente la plus convenable de l'écriture, selon Berlin, est de 30 à 40°, et selon Gross et Semmer, 15° seulement.

On a cherché à tirer parti, nous l'avons dit, de l'écriture phonétique, c'est-à-dire de la sténographie. Parmi les partisans de la méthode on peut citer Condorcet, Flocon, Léautey, Anatole de la Forge, P. Bert. La phonographie est, d'après eux, un des moyens les plus efficaces pour enseigner la grammaire et les langues. P. Bert y voit, de plus, une mesure contre le surmenage. Seule, elle permettrait de mener de front l'enseignement de la lecture et de l'écriture : la simplicité de l'alphabet phonographique, opposée à la complexité de l'alphabet usuel qui exige, pour chacune des lettres, la connaissance de quatre caractères différents, diminuerait l'effort de mémoire. Cet alphabet réalise le principe : analogie de son, analogie de signe, dont on chercherait en vain l'application dans l'autre, et devient, par ce fait, bien plus aisément assimilable. Pour faire passer l'élève du texte sténographié, qu'il déchiffre vite, à la lecture et à l'écriture ordinaires, on met en regard les deux alphabets et les deux textes : le travail de comparaison auquel il est obligé de se livrer grave vite dans son esprit les formes des caractères usuels et leurs divers groupements, c'est-à-dire l'orthographe. Celle-ci s'acquiert à l'aide de la dictée muette, qui laisse au maître le loisir de se livrer à l'enseignement simultané de plusieurs divisions, lui évite des fatigues, et immobilise sur le papier les sons, en laissant à l'enfant le temps de les traduire, d'écrire avec soin et de conserver sa main ; elle supprime les prononciations défectueuses. Enfin, au dire des instituteurs qui ont expérimenté la sténographie, elle permet, en supprimant la nécessité de l'orthographe, de faire accomplir aux bambins de l'école maternelle de véritables devoirs de style qui les intéressent beaucoup et leur affinent l'intelligence (MM. Fauconnier, Viard, etc.).

Les premières tentatives, très réussies, ont eu lieu à l'école professionnelle de filles de la rue de Reuilly. Depuis, l'application s'est élargie et, au dire de Depoin, sténographe de la Chambre et président de l'Institut sténographique Duployé, 3000 maîtres ou maîtresses avaient, dès 1889, adopté la méthode. Les uns conseillent d'apprendre d'abord l'alphabet usuel, les autres l'alphabet sténographique, d'autres sont partisans de l'étude simultanée des deux notations.

En Amérique, en Angleterre, en Allemagne, on enseigne beaucoup la sténographie, sans songer à en faire une méthode pédagogique. Le but poursuivi est plus directement utilitaire : on cherche avant tout à former des gens capables d'écrire vite.

En France, en dehors des applications analogues, les résistances éprouvées par la méthode se sont basées sur quelques objections : addition à la surcharge des programmes : perte de l'orthographe, de la calligraphie, difficulté de la lecture. Les sténographes ont résolu la plupart de ces objections, mais la dernière subsiste et n'est pas sans valeur, si on se place au point de vue de la myopie. Actuellement la grosse difficulté, vient du défaut d'alphabet rationnel et de l'innombrable quantité de procédés différents et de collections de signes. Le temps, certainement, l'aplanira.

Signalons une intéressante application de l'écriture phonétique à l'abréviation du libellé des cartes géographiques, au grand bénéfice de la netteté du tracé et de la lisibilité (1).

(1) Voir, à ce sujet : R. Faurès. — *La Sténographie appliquée à l'instruction primaire*. Mémoires et documents scolaires. 2e série, fasc. 37.

CHAPITRE VI

VENTILATION ET CHAUFFAGE

I. Ventilation

La viciation de l'air des classes résulte de la diffusion, dans l'atmosphère, des gaz de l'expiration, des produits volatils de l'exhalation cutanée, des émanations gazeuses ou organiques du tube digestif, du fonctionnement des appareils de chauffage et d'éclairage et de la mise en mouvement des poussières.

Bien qu'on ait conservé l'habitude de calculer en acide carbonique le degré de souillure de l'air, parce que la présence de ce gaz suppose et mesure celle des autres impuretés et se prête à un facile dosage, on sait, depuis les expériences de Gavarret, Hammond, Brown-Séquard, etc. qu'il n'en est pas le facteur le plus redoutable. La proportion de 6/10000 de Co^2 qu'on admet comme la dernière limite ne saurait nuire par elle-même : Brown Séquard et d'Arsonval ont pu vivre quelque temps sans inconvénient dans un mélange à 20 o/o. Bien plus, Fréderícq (de Liège) a essayé de démontrer qu'une faible dose de Co^2 fait l'office d'un stimulant en excitant l'absorption d'oxygène et les combustions respiratoires.

La présence d'un poison organique dans l'air expiré, soupçonnée par Orfila, entrevue par Ransom, Seeyer et Novak, a été l'objet de plusieurs communications à la société de biologie et à l'académie des sciences, en 1887-88, de la part de Brown-Séquard et d'Arsonval. L'air expiré étant optiquement pur, ainsi que l'ont prouvé Lister et Tyndal, on ne saurait incriminer une action microbienne et on ne peut songer qu'à quelque poison organique volatil. En effet, avec le liquide de condensation provenant d'une grande quantité d'air expiré injecté à des animaux, ces deux auteurs ont vu survenir la mort plus ou moins promptement, avec arrêt des échanges nutritifs et irritation vive du système nerveux : ils concluent à l'existence d'un alcaloïde volatil voisin des ptomaïnes putréfactives, qu'ils n'ont pu encore isoler.

Dastre et Loye, Wellenhof, Russo-Giliberti et G. Alessi, qui ont repris ces expériences avec des quantités décuples de liquide, n'ont pas obtenu les mêmes résultats et concluent de leurs recherches que la ptomaïne volatile de B. Séquard et de d'Arsonval est au moins inconstante : pourtant, les auteurs italiens avaient opéré avec le produit de la condensation d'air provenant d'une classe fermée, dont l'atmosphère était assez altérée pour causer du malaise (1). Merkel aussi s'est livré à des expériences de contrôle, et, bien qu'ayant échoué, continue à croire au poison volatil chimiquement indéterminé, mais rendu évident par les intoxications dont il est la source chez ceux qui le respirent (2). Béchamp et Leblanc parlent d'une Zymase (3). En somme, le débat n'est pas entièrement clos et il est bon de remarquer, avec J. Arnould, que le poison exhalé peut provenir aussi bien des premières voies digestives que de la surface pulmonaire.

Quoi qu'il en soit, l'expérience journalière démontre l'influence néfaste de l'air confiné, que Peter qualifie quelque part de « saumure gazeuse », et dont l'action répétée conduit à une prédisposition morbide générale, à un état cérébral incompatible avec l'attention et caractérisé par une somnolence invincible, à une altération de la vue qu'elle brouille et qu'elle fatigue (4).

On pourrait croire, dit Herscher (5), qu'on peut se passer de ventiler un local comme une classe d'école ou de lycée dont l'occupation consécutive

(1) Richard. — *Toxicité de l'air expiré.* Rev. d'hygiène, 1889, p. 338.

(2) *Arch. für Hygien.* XV. 1892. p. 1.

(3) *Acad. des sciences.* 23 janv. 1888. *Acad. méd.* 7 fév. 1888.

(4) Stœber. — *Revue médicale de l'Est*, T. XX, n° 7, p. 205. 1888.

(5) *Rev. d'Hyg.* 1883, p. 1022.

ne dépasse pas une heure, et que le taux accepté de la viciation n'est pas atteint au bout de ce temps : ce serait une erreur. Dans ces conditions, le taux de la viciation maximum est déjà atteint au bout d'un quart d'heure, et la santé menacée. En effet, des expériences faites dans plusieurs écoles allemandes il résulte, qu'au bout de 5/4 d'heure d'occlusion, on trouvait 39 à 47/10000 de Co^2 (1). Herscher estime à 20/10000 le taux de la viciation après une heure dans une classe à 8 mètres cubes par tête, et à 5/10000 celui qu'on constate après un quart d'heure. E. Wallon, à Janson de Sailly a trouvé, au bout d'une heure, avec un cube primitif de 10 mètres cubes, 30 à 35/10000 ; au bout de deux heures, 41/10000 en poids de Co^2, soit, en volume, 27/10000 environ. Ces chiffres se rapprochent de ceux qu'a obtenus Layet par un calcul théorique. En effet, d'après Scharling (2) :

Un garçon de 9 ans 1/2 pesant 22 kilogrammes exhale par heure.	$10^l,3$	de Co^2
Une fille de 10 ans pesant 23 kilogrammes exhale par heure	$9^l,7$	»
Un jeune homme de 16 ans pesant 57,75 kilogrammes exhale par heure . . .	$17^l,4$	»
Une jeune fille de 17 ans pesant 55,75 kilogrammes exhale par heure	$12^l,9$	»

(1) LAYET. — *Ecoles*. Dict. encyclopédique des sciences médicales.

(2) IN ARNOULD. — *Nouveaux éléments d'Hygiène.*

En prenant pour base des calculs le cube de 5 mètres par élève que prescrit le règlement français, et comme moyenne de l'exhalation horaire de Co^2 10 à 20 litres, on voit que, dans une classe de 40 élèves cubant 200 mètres, on arrive, au bout de la première heure, à 800 litres ou 40/10.000 de Co^2, qui, ajoutés aux 5/10.000 préexistants, portent le taux de la viciation à 45/10000. Dans la pratique, le chiffre est plus élevé encore, même sans tenir compte des produits de combustion des appareils de chauffage et d'éclairage, et atteint souvent 120/10000. Breiting, dans les écoles de Bâle, a trouvé 90 à 100/10000 avec un accroissement horaire de 15/10000 (1).

Si on pouvait donner aux locaux occupés des dimensions indéfinies, on retarderait certainement un peu l'altération, bien que celle-ci soit indépendante, jusqu'à un certain point, de ces dimensions.

Mais nous avons vu que le règlement n'accordait que 5 mètres cubes par élève, proportion à peu près égale à celle de l'Allemagne, que la Commission scolaire juge suffisante et qu'elle réduirait en-

(1) Kranzfeld, d'Odessa, rapporte une expérience où on trouva, dans une classe, la quantité de Co^2, quintuplée au bout d'une heure d'occupation, décuplée au bout de 3 heures. Verigo a trouvé dans une classe 0,67 o/o de Co^2, et dans une autre 0,94 o/o. L'atmosphère d'un asile de nuit de la même ville n'en contenait, à 3 heures du matin, que 0,22 o/o, soit près de 1/5. Une ventilation même imparfaite, mise en œuvre dans la suite, abaissa d'une façon très sensible le degré de souillure de l'air.

core, s'il en était besoin, pour les écoles primaires et maternelles. De plus, une dimension excessive des locaux rendrait onéreux le chauffage, difficiles la surveillance, l'enseignement, et répondrait mal aux conditions de la vision, de l'audition, et à la nécessité de l'économie. On n'a pas la ressource de prendre beaucoup sur la hauteur, qui a peu d'influence sur l'aération. Force est donc de ventiler, et, pour compenser l'exiguité du cubage, de multiplier les renouvellements d'air. Malheureusement, il y a, à cela, une limite.

Donkin, Lenz, Herscher, par le calcul théorique, Vallin par l'expérience, ont démontré que les dimensions d'un local habité, sont sans influence sur le degré d'impureté de l'air qu'il renferme, à condition que le plus petit soit celui dont on renouvelle l'air le plus souvent ; en d'autres termes, que la capacité cubique n'influe pas sur le nombre de mètres cubes d'air à introduire, et qu'on peut sans danger la restreindre, sans toutefois dépasser une certaine limite, car un cubage de place suffisant est la première condition d'un renouvellement convenable de l'air (1). On admet pratiquement qu'on ne peut guère dépasser trois renouvellements à l'heure sans produire de courants d'air pénibles. C'est à tort, selon nous, que la Commission scolaire compte

(1) Cette constatation enlève beaucoup de valeur aux tables des coefficients de ventilation de Layet, qu'on pourra cependant construire utilement (*Revue d'hygiène*, 1890).

sur cinq renouvellements, et se montre disposée à accepter un cube de 3 mètres cubes par élève, dans les anciennes écoles, tout en désirant, il est vrai, que, dans les constructions nouvelles, on double ce chiffre. Erismann demande 4 à 5 mètres cubes pour les petits et 6 à 7 mètres pour les grands élèves. En nous tenant à celui de 5 mètres cubes, trois renouvellements à l'heure assurent à chaque habitant 15 mètres cubes d'air pur à l'heure, chiffre accepté par la Commission et le général Morin, qu'Herscher voudrait doubler, et dont on peut se contenter à condition qu'on ventile d'une certaine manière.

Javal, Hudelo, E. Trélat, font remarquer que, si on en est arrivé à demander jusqu'à 45 mètres cubes et plus, par heure et par enfant, pour ne pas atteindre la viciation limite de 6/10000 de Co^2, c'est qu'on a supposé qu'il se faisait, à chaque instant, un mélange parfait de l'air souillé préexistant avec l'air pur introduit. Or, il est possible de combiner la ventilation de manière que l'air pur se distribue à ceux qui doivent le consommer avant d'avoir été souillé, résultat facile à obtenir dans une habitation où chaque être a sa place assignée. Ainsi, par exemple, en faisant arriver de l'air chaud sous les pieds et en disposant des orifices de sortie au plafond, chaque élève se trouve sur le passage d'une colonne ascendante de fluide et le problème se trouve théoriquement résolu.

Nous ne nous occupons, en ce moment, que des

principes auxquels doit obéir la ventilation, et pour les compléter, nous nous adresserons à E. Trélat, dont la compétence, en cette matière, est reconnue.

E. Trélat est d'avis, que la communication entre les lieux habités et l'extérieur doit être immédiate et directe, parce que l'air pur est favorable à la santé et contient, à volume égal, plus d'oxygène que l'air impur. Il demande qu'on ventile avec beaucoup d'air ne dépassant pas la température de 8-12°, convenablement humide, versé entre des murailles dont la chaleur ne s'abaisse pas au dessous de 18 à 25° ; qu'on fasse passer l'air assez vite pour qu'il n'ait pas le temps de s'échauffer aux dépens des parois, sans cependant créer un courant sensible pour les habitants ; et le meilleur moyen d'y parvenir est de multiplier les orifices d'introduction. L'air chaud doit arriver par en bas, s'élever, et être évacué par des gaînes placées à la partie supérieure : c'est là la ventilation normale acceptée par la plupart des hygiénistes, infiniment plus simple que la ventilation renversée préconisée par le général Morin. Cette dernière, basée sur ce que l'air chaud, s'élevant d'abord jusqu'à la partie supérieure du local, descend ensuite en se refroidissant le long des fenêtres et peut être évacué au ras du plancher, demande un appel énergique et coûteux sans être beaucoup plus efficace. Herscher, qui se range au même avis, subordonne, dans les locaux pourvus de fenêtres, toute installation de ventilation, au fonctionnement des orifices naturels d'aération et fait servir à l'aération la température des appareils de chauffage. Nous y reviendrons plus loin.

Il est indispensable de ventiler avec de l'air de qualité irréprochable, c'est-à-dire, pris au milieu d'une atmosphère exempte de causes d'altération, condition difficile à réaliser dans les quartiers populeux.

Nous savons déjà ce qu'il faut penser de la ventilation de porosité : nous n'y reviendrons pas.

Pratiquement, voici comment on réalise la ventilation des écoles : une distinction est à faire, tout d'abord, entre la ventilation d'été et celle d'hiver, la première bien simple, la seconde plus complexe et souvent liée au chauffage ; et, entre la ventilation naturelle et la ventilation artificielle, c'est-à-dire opérée au moyen d'appareils propulseurs ou aspirateurs.

La ventilation artificielle au moyen de divers propulseurs, ventilateurs à hélices, ventilateurs en U, etc, est toujours d'une application difficile et coûteuse et n'est jamais indispensable. Pourtant, nous avons entendu affirmer qu'elle est la seule efficace. On l'emploie dans quelques localités de la Suisse et de l'Allemagne (Système Sulzer) ; Sir H. Roscæ la préconise en Angleterre et, au cours d'expériences comparatives dans 150 écoles, a trouvé, avec la ventilation mécanique, 11 microorganismes, 8,6 de matières organiques, 14 de Co^2 dans l'atmosphère des classes, alors qu'avec la ventilation naturelle, les chiffres devenaient 103, 12,2 et 16,6. Selon lui, ce mode de ventilation exercerait une action favorable sur le travail intellectuel. Il est bon de prendre acte de ces constatations. En tous cas, le système dont il vient d'être question ne saurait être appliqué qu'aux très grands établissements qui représentent une minorité.

Ventilation d'été. La plus élémentaire s'opère par l'ouverture des fenêtres : c'est aussi la plus complète, même avec un courant d'air insensible. Miss Nithingale la préconisait il y a 30 ans ; Arnould s'en contente ; Trélat la recommande par dessus tout, et on s'accorde à reconnaître que, seule, elle est capable de renouveler complètement l'atmosphère et de procéder par « chasses d'air », indispensables pour balayer les poussières virulentes, auxquelles Richard accorde le rôle le plus important dans la constitution du méphitisme. Pour que le renouvellement soit intégral, il importe qu'on ménage des fenêtres opposées, et c'est pourquoi, dans les classes éclairées d'un seul côté, on perce, vis-à-vis des baies d'éclairage, des ouvertures d'aération masquées habituellement par des volets. Avec les fenêtres d'un seul côté, le volume d'air introduit s'abaisse de 2/3. L'ouverture des baies peut être intermittente, et on profite de toutes les interruptions de classe, de toutes les récréations pour la réaliser ; et même si le bruit du dehors n'est pas de nature à gêner, il n'y a qu'avantage à la rendre permanente. Un vent violent ou une chaleur trop intense sont les seules contr'indications et c'est pour cela qu'il faut prévoir un système d'aération continue. Nous sommes surpris de voir Baginski accorder assez peu de valeur à l'aération par l'ouverture des fenêtres, pour ne lui reconnaître aucune supériorité sur celle qui peut s'opérer par la porosité des parois et par les fissures, à moins qu'il n'existe une différence sensible de température, entre l'intérieur de l'appartement et l'air extérieur. Il est vrai qu'il table sur une seule fenêtre ouverte, ce qui n'a rien de commun avec l'idée que nous nous faisons du procédé.

Il y a une mesure à garder dans la durée de l'opération pendant la saison froide. Le renouvellement s'opérant très rapidement, quelques minutes suffisent à le compléter sans qu'il soit nécessaire de refroidir l'air et les parois de la classe, et d'exposer les élèves à y grelotter au retour. L'ouverture des fenêtres pendant quelques minutes, même l'hiver, ne refroidit l'atmosphère intérieure que de 2 ou 3 degrés au maximum.

Pour faciliter l'aération par les fenêtres, on a imaginé quelques dispositifs ingénieux, tels que les *baies à panneaux mobiles et basculants* du School board, les fenêtres *à guillotine*, qui permettent de limiter l'ouverture à une partie de l'imposte et de déterminer un double courant d'air entrant et sortant : les fenêtres des écoles anglaises, composées de plusieurs panneaux mobiles autour d'un axe horizontal et fixés sur une tige commune qui les ouvre ou les ferme en même temps à volonté, sont très pratiques ; nous en reproduisons un type dans la figure 21. Dans ce modèle, les panneaux basculent autour d'un axe inférieur, et le courant d'air se dirige vers le plafond. Dans d'autres, ils pivotent autour d'un axe médian, de telle sorte que leur partie supérieure s'ouvre de dedans en dehors, et leur partie inférieure de dehors en dedans, donnant un double courant d'air.

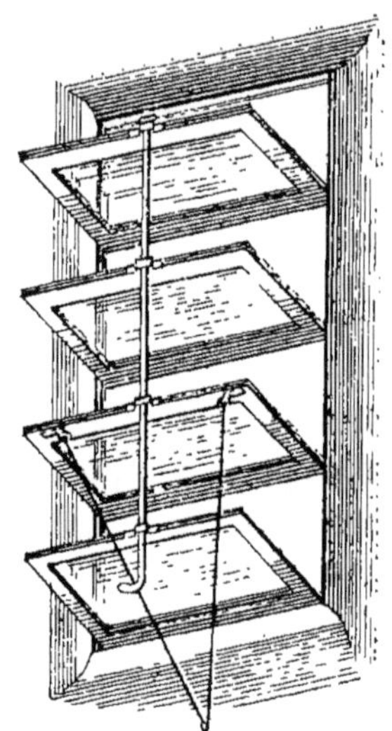

Fig. 21. — Fenêtres à panneaux mobiles des écoles anglaises.

On s'est aussi ingénié à transformer en partie chaque fenêtre en un appareil permanent de ventilation : les dispositions qui poursuivent ce but sont en très grand nombre, et nous ne pouvons que citer les *hottes* de ventilation, le ventilateur *Sheringham*, les *vitres à soufflet* ; les vitres *à moulinet*, qui ont le défaut d'être bruyantes et de distraire l'attention, les vitres à *lames de persiennes* du système *Moores* ; les *carreaux en toile métallique* qui se colmatent et déversent sur la tête des élèves voisins des fenêtres un courant d'air désagréable ; les vitres contrariées *Castaing*, appliquées aujourd'hui à toutes les habitations militaires, et modifiées heureusement dans leur détail par *Dardignac* (1), et enfin les *carreaux perforés Appert Geneste et Herscher*, qui méritent que nous nous y arrêtions un peu.

Les plus employés sont, un verre de 3mm,2 à 3mm,5 d'épaisseur, perforé, par chaque mètre carré, de 5000 trous tronc-coniques, dont la petite base offre 3 millimètres et la grande base 6 millimètres de diamètre. Les trous sont espacés de 15 en 15 millimètres d'axe en axe et disposés en quinconce. L'ensemble des ouvertures forme 35 % de la surface totale du verre (2). Ces vitres, imitées des briques Ellison dont nous reparlerons, sont une application de ce principe qu'un courant d'air, même violent, appliqué au petit orifice d'un tronc de cône, se disperse et devient insensible à son orifice le plus large.

Pourtant, dans les expériences entreprises par Wallon (3) et par Foussereau, dans deux lycées de Paris, par un vent fort et une basse température, on se plaignit de ressentir des courants d'air

(1) RICHARD. — *Précis d'hygiène appliquée*, p. 483.

(2) *Soc. de Méd. publ.* 23 nov. 1887.

(3) Pour remédier à l'encrassement rapide qui résultait de la fixité de ses vitres contrariées, Castaing en a rendu une mobile. Selon Richard, il y aurait avantage à réduire à quelques centimètres le recouvrement des vitres (*Rev. d'Hygiène*, 1895, p. 798).

froids. Dans une autre série d'expériences, par un temps moins rigoureux, on constata qu'il entrait de l'air par les carreaux placés du côté du vent et qu'il en sortait par les autres ; que la température intérieure baissait rapidement de 2°. L'air entrant descend immédiatement, d'autant plus vite que l'écart de température entre le dehors et le dedans est plus sensible. S'il existe, au-dessous de la vitre, une surface chauffante, le courant se redresse, et si l'embrasure de la fenêtre est assez profonde, elle devient une véritable chambre de mélange. Si le vent augmente, l'air descend malgré la surface chauffante et la ventilation devient brutale. A la porte de la classe, où il n'y a pas de surface chauffante, la nappe descend et s'étale en éventail à une distance variable du sol ; si le vent est faible, elle se relève ensuite peu à peu, obliquement ; si le vent augmente, les courants pénètrent plus loin, les uns se dirigeant vers la fenêtre opposée, les autres vers le fond de la salle ; s'il est plus fort, le courant traverse complètement la salle, restant sensible jusqu'à 0m,50, 1 mètre et quelquefois 1m,50 du sol et ne remonte qu'au voisinage de la fenêtre opposée : le professeur est placé sur son passage. Si les températures extérieure et intérieure sont peu différentes, on ne trouve plus de courants nettement descendants, et le mélange paraît se faire surtout dans les couches d'air supérieures. En résumé, la ventilation paraît satisfaisante quand le temps n'est pas mauvais ;

en hiver elle est trop vive, surtout quand le vent est fort et la température basse. Alors il est nécessaire de disposer d'impostes mobiles en verre plein. Trélat recommande de placer les vitres perforées toujours à au moins $2^{m},50$ du sol, et ne les conçoit, pour la ventilation d'hiver, que complètées par un ruban de chaleur à la partie inférieure des murs et surtout dans les allèges des baies.

Il ne faut compter sur les carreaux perforés que pour l'introduction d'air neuf et seulement en été. Même à cette saison, il sera nécessaire de leur associer des gaînes d'évacuation offrant une surface d'un décimètre carré pour trois enfants, naissant à la partie supérieure de la salle, et vers lesquelles le courant s'établira naturellement sans qu'il soit nécessaire d'installer un appel. En tous cas, on aura cette ressource, et la plus faible élévation thermique déterminera l'ascension.

Avec les carreaux perforés seuls, occupant les deux côtés de la salle, le taux de la viciation descend, au bout d'une heure, à 22/10000 au lieu de 30 ou 35 et, au bout de deux heures, à 29/10000 au lieu de 40. Mais l'utilité diminue beaucoup si les vitres n'occupent qu'un seul côté. Fonctionnant concurremment avec des gaînes d'évacuation non échauffées, elles abaissent le taux à 19/10000 au bout de la première heure, à 23/10000 au bout de la deuxième, soit un peu moins de 15/10000 en volume.

Elles ont comme analogues, en Angleterre, les *Moores circular glass.*

Les *briques Ellison*, qui en ont donné l'idée, sont des briques perforées de trous tronc-coniques, le petit orifice dirigé à l'extérieur, et placées au-dessus des fenêtres ; on a renoncé aux bouches d'air percées dans les murailles et munies de plaques percées de petits trous qui s'obstruent et n'introduisent que de l'air souillé de poussières (1).

Ventilation d'hiver. L'ouverture des fenêtres lui est applicable. Soumise à certaines conditions que nous avons signalées,elle ne refroidit pas l'atmosphère autant qu'on pourrait le craindre. Il a été constaté que, dans un appartement chauffé, dont les fenêtres restaient ouvertes, nuit et jour, la température variait peu et lentement.

La cheminée est un bon appareil de ventilation mais peu économique, comme nous le verrons.

Geneste et Herscher ont exposé à Londres, en 1885, un système qui paraît devoir être adopté dans toutes les écoles où on dispose du chauffage central, et où on applique le chauffage des parois, au point où elles sont le plus exposées à se refroidir, c'est-à-dire au bas des fenêtres : l'air neuf arrive au pied des fenêtres, où il est échauffé par des tuyaux de vapeur et, après souillure, il s'échappe par des orifices de ventilation placés au-dessus des têtes, dans une cheminée d'appel.

(1) Trélat. — *Rev. d'Hyg.* 1886, p. 471.

Les installations les plus modestes se prêtent à une application plus élémentaire du même principe, comme nous le dirons plus bas. Il serait préférable, peut-être encore, de disposer des tuyaux de vapeur dans l'entrevous, de faire arriver dans cette partie de l'édifice de l'air neuf puisé directement au dehors, et de le distribuer par des orifices aux pieds des élèves. L'évacuation se ferait par la partie supérieure. On a réalisé à peu près ce mode de ventilation, en faisant arriver l'air neuf dans un petit tuyau longeant l'un des pieds du pupitre et aboutissant à une sorte de boîte grillée surmontant le meuble ; seulement on s'est servi de la propulsion (1).

Voici comment on peut disposer le plus simple des appareils de chauffage, de manière à obtenir une ventilation conforme aux idées de Herscher (2). L'installation existe dans quelques écoles de Paris : un fourneau garni de terre réfractaire est placé auprès de l'estrade du maître, dans l'angle formé par le mur du fond et par la paroi d'éclairement. Le tuyau de fumée, longe horizontalement le mur froid, un peu au-dessus du sol, en contre-bas de la partie vitrée, puis, après une course de dix mètres, se redresse verticalement. Un coffrage en tôle perforée pourvu de vases pour l'évaporation de l'eau,

(1) JOLY. — *Traité de chauffage et de la ventilation*. Paris, 1873, p. 254.

(2) *Commission d'hygiène scolaire*, 29 janv. 1883.

l'entoure dans toute sa longueur : l'air de ventilation pénètre par des ouvertures du mur dans ce coffrage et, mêlé à celui qui s'introduit par les fissures, se distribue dans la salle par d'autres orifices. Seulement, si on emploie ce système, il n'est pas possible de songer à l'évacuation directe par le haut, car des veines d'air chaud s'échapperaient sans profit. Au contraire, en provoquant l'appel vers le bas de la salle, on favorise la dispersion de l'air chaud en quelqu'endroit que cet appel se produise : de sorte qu'on se trouve amené à établir la gaîne d'appel autour du tuyau de fumée dans sa portion verticale et aussi du côté de la face d'éclairement, mais dans la partie occupée par les élèves. Il convient de donner aux grilles d'introduction, aux orifices d'admission dans la salle et à ceux d'évacuation une section égale de 12 à 15 décimètres carrés pour une salle de 40 élèves.

Dans d'autres écoles de Paris, on a adopté la disposition plus simple encore, représentée par la figure 22 et imaginée encore par Geneste et Herscher. Avant l'entrée en classe, le poêle fonctionne seulement pour le chauffage ; après l'arrivée des élèves, la fumée a échauffé la gaîne d'appel A et on ouvre le registre inférieur B. L'air de remplacement est introduit sous le poêle où il s'échauffe avant d'entrer dans la salle. Voilà pour la ventilation d'hiver. En été, outre l'ouverture des vasistas près du plafond, il sera utile d'allumer un petit poêle C au bas de la cheminée d'appel, ou bien d'ouvrir une bouche supérieure D où on allumera quelques becs de gaz (1).

Le poêle est celui de Geneste-Herscher à double enveloppe, avec réservoir d'eau à la partie supérieure.

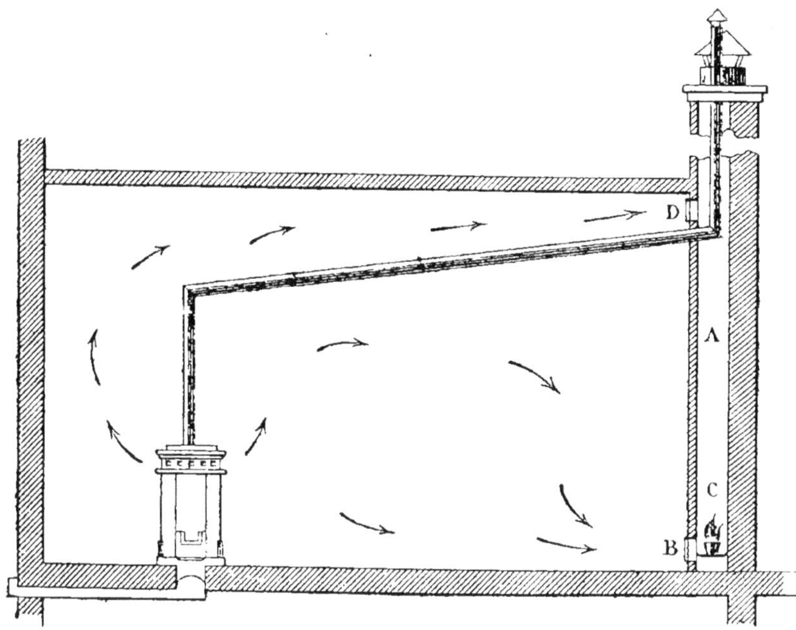

Fig. 22. — Chauffage et ventilation (Geneste et Herscher).

Qu'on recueille l'air vicié à la partie inférieure, si on dispose d'un appel en contre haut, ou à la partie supérieure si on n'a pas d'appel ou un appel faible, il faut prévoir des gaînes d'extraction. En

(1) JOLY. — *Loc. cit.* p. 223 (Baudry édit.).

Amérique, on se sert de conduits de bois sec bien joints et parfaitement lisses, ou de tuyaux en briques qui montent perpendiculairement jusqu'au sommet de l'édifice, à côté de la cheminée si le chauffage se fait au poêle : ou bien on y dégage, pour activer le courant ascendant, un jet de vapeur. Dans les bâtiments à plusieurs salles, un collecteur échauffé par le tuyau d'un appareil de chauffage et surmonté d'un chapeau, reçoit tous les tuyaux d'appel. La Suisse, l'Allemagne, l'Angleterre, l'Autriche et le Danemark ont adopté un système analogue. En Angleterre on utilise les tubes de Tobin. Voici un appareil à extraction d'air du même pays, employé dans les écoles d'Ecosse, l'*Exhaust Ventilateur de Buchan* (fig. 23). Pour éviter le refoulement, le constructeur a imaginé son « anti down draugth Valve box (1). » « B est le ventilateur placé sur l'échafaudage K du faîte. LF est le tuyau de sortie partant de la chambre à soupapes A (Valve box) posée sur une planche M au-dessus des chevrons. J est le plafond ; C est une valve qui se ferme seule, équilibrée de façon à s'ouvrir au plus léger courant d'air ascendant et à se fermer au courant inverse. D est une vitre existant de chaque côté de la boîte A de façon à voir le jeu des soupapes ; E est une plaque d'un certain poids à laquelle est fixée une corde passant

(1) PALMBERG. — *Traité de l'hygiène publique*, Paris 1891. p. 223 (Doin édit.).

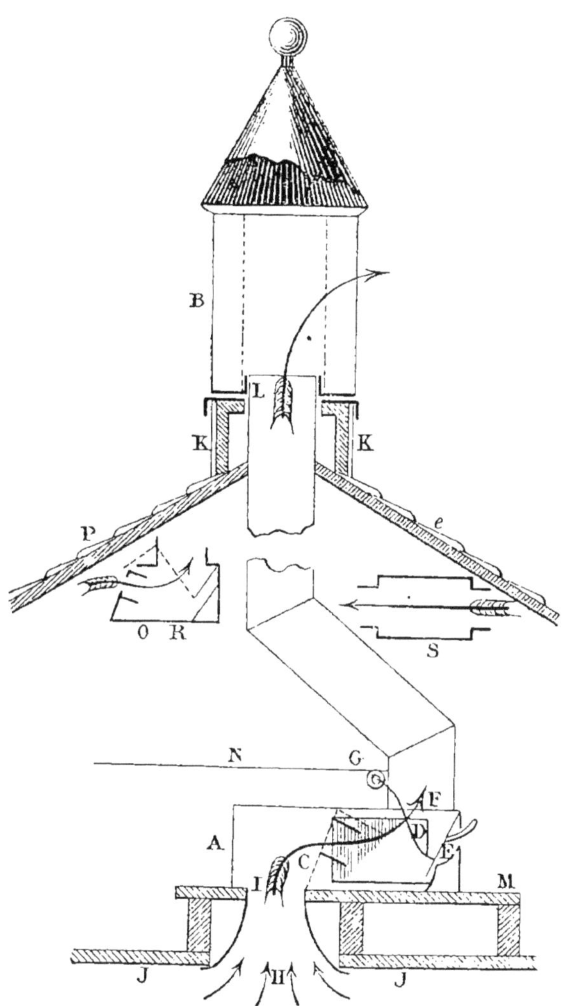

Fig. 23. — Exhaust ventilateur de Buchan.

sur le bloc G. Par ce moyen, le ventilateur peut

être fermé pendant que l'on chauffe et le courant peut être réglé. Les proportions relatives du mitron et du tuyau de sortie sont généralement telles, que le diamètre du premier est le double du second ; cependant, avec les gros tuyaux, on peut se servir d'une mître relativement plus petite. La puissance de la ventilation dépend de la force et de la différence de température extérieure et intérieure. Les bâtiments en plein air n'ont besoin que de la moitié des ventilateurs nécessaires pour les bâtiments élevés dans les rues étroites. »

D'une façon générale, on doit donner aux gaînes de ventilation les dimensions suivantes (Narjoux) : Prise d'air, 0^{mq},0062 par élève ; bouches d'extraction, 0^{mq},0075 par élève ; conduit horizontal, 0^{mq},005 par élève. Cheminée d'appel quand il en existe une, 0^{m},004 par élève.

Rappelons que, *quand on dispose d'un appel suffisant*, il y a tout avantage, au point de vue surtout de l'économie de chauffage, à extraire l'air vicié par le bas ; il est même presqu'impossible de faire autrement, car la puissance d'aspiration entraînerait l'air chaud à mesure de son introduction, si les orifices d'extraction se trouvaient à la partie supérieure.

Il existe toute une catégorie de poêles dits à manteau (Mantelofen) ou ventilateurs, dont nous avons un type en France dans le modèle Geneste-Herscher. Le principe de ces appareils est toujours le suivant : de l'air pris à l'extérieur s'échauffe entre les deux enveloppes du poêle qui devient l'organe d'évacuation.

Le poêle allemand à manteau, suivant qu'on ferme ou qu'on ouvre la communication avec la gaîne d'air extérieur, devient un poêle à circulation qui échauffe rapidement l'atmosphère, ou un poêle ventilateur qui la renouvelle. Il comporte des tuyaux d'évent pour l'échappement de l'air vicié quand on a besoin, comme dans les écoles, de renouveler promptement l'atmosphère.

Nous aurons à décrire quelques poêles ventilateurs quand nous parlerons du chauffage.

Quand on veut les compléter par des gaînes d'extraction, on éprouve quelque difficulté. L'air, échauffé dans l'enveloppe, s'élève immédiatement au plafond et s'échappe par les orifices d'évacuation sans bénéfice pour le renouvellement de l'air, s'ils sont en haut. C'est pourquoi on conseille, en pareil cas, de placer les bouches de chaleur aussi bas que possible et de donner aux gaînes d'extraction deux ouvertures, l'une en haut, l'autre en bas, rendues solidaires par deux trappes ; ou encore de placer tous les orifices d'extraction en bas et de provoquer un appel.

Dans un établissement d'instruction, il ne faut pas se borner à ventiler la classe : les études exigent plus impérieusement encore cette précaution qu'il convient d'étendre aux couloirs, au vestiaire, aux dortoirs, au préau couvert et aux privés. La ventilation continue est moins nécessaire aux réfectoires, qu'on peut se contenter d'ouvrir largement pendant plusieurs heures après les repas, et de munir d'impostes mobiles.

Au sujet de l'aération des études, nous n'avons rien à ajouter à ce qui vient d'être dit.

Pour celle des corridors, on peut recommander le procédé suivant, simple et économique : des tuyaux de zinc, perforés de multiples ouvertures et divisés par moitié au moyen d'un diaphragme vertical, vont d'une muraille extérieure à l'autre et communiquent avec le dehors, à l'aide de briques percées de trous : selon la direction du vent, une des moitiés sert pour l'entrée de l'air neuf, l'autre pour l'évacuation de l'air vicié.

Le vestiaire peut être ventilé par un procédé quelconque ; il importe qu'il soit chaud et très sec avec un appel énergique pour parfaire promptement l'exsiccation des vêtements mouillés.

L'aération des préaux est un problème des plus simples. Nous avons parlé de celle des cabinets. Celle des dortoirs est indispensable. Outre l'ouverture des fenêtres pendant plusieurs heures par jour, les lits largement défaits, on utilisera, pour la nuit, des corniches ventilatrices placées au-dessus des lits pour faire pénétrer l'air pur, et des gaînes d'évacuation pour l'air vicié, dont on déterminera le tirage à l'aide de becs de gaz placés derrière des vitres dormantes, qui serviront en même temps à l'éclairage nocturne. Il ne faut pas craindre de voir la température s'abaisser quelque peu, et on peut se contenter de + 4 ou + 5° : L'air frais est agréable et sain quand, d'autre part, le corps est bien couvert.

Nous donnerons, en terminant, la description du système de Patts, très goûté en Angleterre : une corniche métallique creuse, faisant le tour de la pièce, est divisée dans toute sa longueur en deux canaux parallèles, au moyen d'une plaque de tôle horizontale. L'air pénètre par des orifices extérieurs dans le canal inférieur et se répand dans l'appartement par d'innombrables petits trous dont est percée la corniche. Le canal supérieur débouche dans une cheminée ou dans un tuyau spécial et sert à l'évacuation de l'air vicié qui pénètre à son tour dans la corniche par de nombreuses petites ouvertures. Par une modification de ce système, on peut affecter les 3/4 de la corniche, c'est-à-dire trois de ses côtés, à l'entrée de l'air neuf, et le quatrième, communiquant avec la cheminée, à l'extraction de l'air vicié.

Si on préférait introduire de l'air modérément chauffé, ce qui ne nous paraît pas indispensable pour la nuit, il faudrait recourir à l'un des moyens précédemment étudiés.

La Commission d'hygiène scolaire demande, pour les dortoirs des écoles normales, et on pourrait étendre le desideratum à tous les autres, que le cubage individuel ne descende jamais au-dessous de 16 mètres cubes et atteigne, toutes les fois que ce sera possible 25 mètrès cubes. C'est un minimum au-dessous duquel on ne devrait jamais descendre.

Puisse la lecture de ce chapitre convaincre les directeurs d'écoles et les architectes qui ne le sont pas déjà, de l'importance de ce service, afin qu'il n'arrive plus que des écoles de construction toute récente (nous en avons vu) en soient totalement dépourvues. Il suffit d'en avoir parcouru une semblable pour en emporter une impression de dégoût, tant est repoussante l'odeur qui règne, non seulement dans les classes, mais surtout dans les chambres à coucher, les lavabos et les vestiaires, et contre laquelle toute tentative de lutte, quand on se donne la peine de l'entreprendre, demeure absolument vaine. Les fautes de ce genre proviennent plutôt de l'ignorance que de la mauvaise volonté, nous en avons la conviction, et c'est le devoir des hygiénistes d'éclairer les intéressés, à tous autres égards, le plus souvent, pleins de zèle et de dévouement.

Dosage de l'acide carbonique contenu dans l'air. Le médecin inspecteur a le devoir de se rendre compte, de temps en temps, de la composition atmosphérique des classes qu'il surveille. Rappelons qu'on a coutume de prendre la teneur de cette atmosphère en acide carbonique comme critérium de son état de pureté.

On connaît, à cet effet, nombre de procédés que nous n'avons pas l'intention de passer en revue. Nous nous contenterons d'en décrire deux qui, tout en offrant une exactitude suffisante dans la pratique, sont d'une application simple, à la portée des plus modestes.

1° *Procédé d'Angus Smith.*

Il repose sur ce principe que, plus il y a de Co^2 dans l'air, moins il faut de ce fluide pour troubler une quantité quelconque d'eau de baryte. On détermine donc le minimum d'air d'un lieu donné qui trouble une solution de baryte adoptée une fois pour toutes : cette solution se compose de 6 grammes d'hydrate de baryte pour un litre d'eau (1).

L'appareil d'A. Smith, perfectionné par Fischli, comporte un flacon à large goulot de 53 centimètres cubes, fermé par un bouchon que traversent deux tubes. L'un, coudé à angle droit, s'arrête à la partie supérieure du flacon et se monte, d'autre part, sur un tube de caoutchouc muni d'une soupape C s'ouvrant de dedans en dehors et terminé par une poire à air d'environ 28 cent. cubes. L'autre, droit, plongeant jusqu'au fond du flacon, s'élargit en entonnoir à la partie supérieure, pour admettre une soupape de Fischli qui s'ouvre de dehors en dedans (fig. 24).

Pour construire une soupape de Fischli, on prend un petit tube de caoutchouc qu'on perce de deux fentes longitudinales aux deux extrémités

(1) J. Arnould. — *Nouv. élém. d'hygiène*, p. 306 (Baillière).

d'un même diamètre, qu'on ferme d'un côté avec un petit bouchon cylindrique de verre, et qu'on

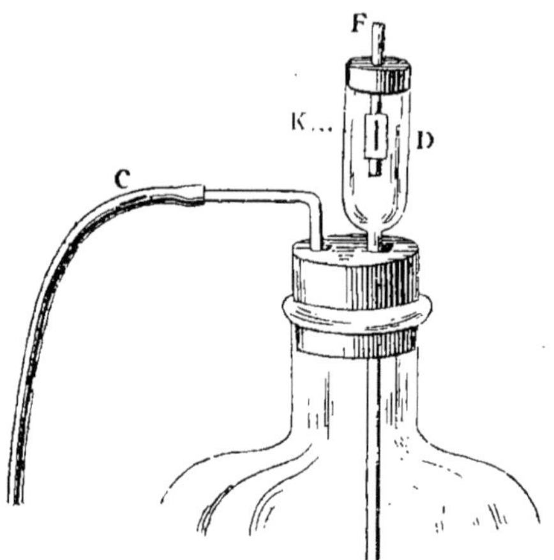

Fig. 24. — Appareil d'Angus Smith.

insère de l'autre dans un tube de verre, ouvert aux deux extrémités, de 0,08 de longueur sur 0,01 de diamètre. Ce dernier F traverse un bouchon qui ferme l'évasement du tube droit. Un trait marqué sur le flacon correspond au volume de 7 centim. cubes. On y fait pénétrer cette quantité d'eau de baryte, on bouche et on agite. A moins qu'on n'ait affaire à un air très impur, il ne se produit pas de trouble. On presse sur la poire : l'air s'échappe par la soupape C sans qu'il en sorte en F, puisque la soupape K s'y oppose. En abandonnant la poire, l'air pénètre dans la soupape K et de là dans le flacon. On agite de nouveau et on continue à faire autant d'aspirations qu'il est nécessaire, en agitant chaque fois, pour obtenir un trouble tel, qu'il soit impossible de distinguer, à travers la solution de baryte, des lettres tracées au crayon sur un papier blanc collé au fond du flacon (le trouble est celui qu'on obtient en agitant, dans une bouteille de 644 centim. cubes, 0.8 de baryte dissous dans 14 grammes d'eau avec de l'air ordinaire contenant 4/10000 de Co^2). On compte deux à, partir de la première pression. La proportion de Co^2 selon le nombre d'aspirations qu'il a fallu exécuter pour obtenir le trouble caractéristique est indiquée dans la table ci-dessous :

Nombre d'aspirations	Volume de Co^2 pour 10 000 d'air	
4	22,0	
5	17,6	
6	14,8	
7	12,6	
8	11,8	
9	9,9	
10	8,8	
11	8,0	
12	7,4	(Limite de la salubrité)
13	6,8	
14	6,3	
15	5,8	
16	5,4	
17	5,1	
18	4,9	
20	4,4	
22	4,0	(Limite de l'état normal)
26	3,4	(Air normal)
30	2,9	(Air très pur)

Bertin-Saus reproche à ce procédé de n'être qu'approximatif, parce que l'air est mesuré par des pressions qui peuvent être très différentes ; parce que le contact de l'air n'est pas suffisant et qu'on opère sur des quantités minimes ; parce qu'enfin la teinte-limite est une affaire d'appréciation personnelle.

2° *Procédé de Bertin-Saus.*

Il préfère se servir de l'aspirateur ordinaire à eau, de 10 litres, s'introduisant, pour la commodité du transport, dans un seau de 12 litres qui sert de ré-

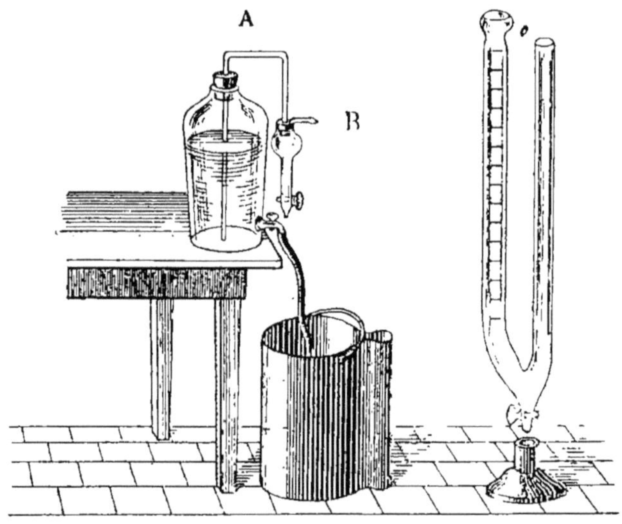

Fig. 25. — Appareil de Bertin-Saus.

cipient au liquide qui s'écoule, et dont une rainure latérale emmagasine le tube d'aspiration (fig. 25). Un tube de caoutchouc, un couvercle et une anse complètent l'appareil. A l'extrémité du tube d'aspiration on place un petit verre à barbotage. Le bout effilé de l'un entrant à frottement dans le bouchon de caoutchouc de l'autre, maintient ce dernier suspendu. Le verre barboteur est formé d'un tube très étroit, renflé en haut, effilé en bas : on en ferme l'ouverture supérieure à l'aide d'un bouchon de caoutchouc percé de deux trous ; l'extrémité inférieure effilée est munie d'un robinet d'écoulement. Le récipient ainsi constitué doit recevoir 5 centimètres cubes du liquide destiné à laver l'air. L'air aspiré par le tube du flacon A, qui pénètre jusqu'à l'ampoule du verre barboteur en traversant l'un des trous du bouchon, arrive directement au fond de ce verre au moyen d'un tube filiforme B, percé de plusieurs petits trous vers sa terminaison, et qui pénètre lui-même dans le verre barboteur à travers un second trou du bouchon de ce verre. Ce tube, en métal verni, offre peu de surface, et, ne se mouillant pas, n'entraîne pas de liquide quand on le retire, et, comme il est très étroit l'air traverse la solution en bulles fines en lui abandonnant tout son Co^2 (1). La solution est une lessive récente de soude qui ne donne pas de précipité, toujours difficile à recueillir. On dose Co^2 dans un tube en U dont une branche est divisée en cent. cubes et dizièmes de cent. cubes, et communique en haut par un robinet hermétique,

(1) Figure empruntée à J. ARNOULD. *Nouv. élém. d'Hyg.* p. 308.

oublié sur la figure, avec un entonnoir; la même branche est fermée en bas par un second robinet qui lui est commun avec la seconde. Au moyen du mercure, et par une manœuvre simple, on introduit la lessive dans la branche graduée du tube, on dégage Co^2 au moyen de l'acide sulfurique, et on le mesure (1).

II. Chauffage

Dans une classe de dimensions ordinaires, contenant le nombre d'élèves réglementaire, si toutes les issues étaient fermées, la chaleur produite par la respiration des élèves suffirait à compenser le refroidissement qui s'opère par les parois et les fenêtres : en effet, il n'y fait jamais froid, même si on laisse tomber complètement le feu. On constate couramment cette particularité dans les salons où se trouvent des réunions nombreuses. Le chauffage doit donc avoir pour seule fonction d'empêcher la ventilation de produire un refroidissement excessif ; « il doit atteindre le double but de porter les murs à une température élevée avant l'entrée des élèves et d'empêcher que le renouvellement de l'air incommode aucun d'eux (2). »

Si les murs étaient chauds, on n'aurait besoin que de chauffer très peu l'air de ventilation (Herscher).

L'air froid est agréable au poumon, désagréable

(1) B. Sous. — *Ann. d'hygiène*, 1883, p. 239.
(2) Commission d'hygiène scolaire.

à la surface du corps ; introduire beaucoup d'air modérément chauffé au milieu de parois maintenues à 25° environ, tel est le problème à résoudre. La cause du refroidissement dont nous souffrons dans nos habitations, c'est le rayonnement froid des murailles et du mobilier vers notre corps qui, à son tour, rayonne du calorique vers les murailles. Supprimer ce double rayonnement, c'est s'opposer à la sensation du froid (E. Trélat). La solution du problème est d'autant plus facile que les murailles, plus épaisses, peuvent emmagasiner plus de chaleur, et que le chauffage se fait plus souvent, car, alors, les murs entrent beaucoup plus vite en équilibre de température avec l'atmosphère intérieure.

Nous sommes loin, on le voit, des idées de Péclet, qui s'efforçait de chauffer l'appartement en y introduisant de l'air très chaud qui était, en même temps, celui qu'on y respirait.

L'idéal du nouveau système, c'est la maison à double paroi dont l'espace vide s'échauffe avec de l'air qui ne pénètre nulle part dans l'appartement ; il a été réalisé par l'ingénieur Somasco dans sa maison particulière.

Le chauffage par le rayonnement limité d'une cheminée ou d'un poêle, d'une application excellente à un appartement privé, convient moins bien à une habitation collective. Cette observation est vraie surtout pour la cheminée qui suppose une liberté complète d'allures et la facilité d'aller présenter à la flamme, à un moment quelconque, la partie du corps qui en a le plus immédiatement besoin. Il faut lui reconnaître, d'ailleurs, l'avantage d'être un excellent appareil de ventilation, et l'inconvénient de laisser s'échapper en pure perte, dans le tuyau de fumée, plus des 3/4 de la chaleur du combustible ; le mal s'atténue un peu avec les cheminées ventilatrices dont l'idée appartient à *Péclet*, à *Belmas* et à *Douglas-Galton*. C'est pourquoi on ne les a pas bannies des locaux de réunion en Angleterre ; c'est pourquoi encore, elles complètent agréablement le chauffage et la ventilation d'une pièce chauffée, d'autre part, d'après les principes ci-dessus, quand il est permis de s'offrir un semblable luxe. D'après les expériences de Péclet sur les coefficients de rayonnement des divers combustibles, c'est au coke qu'il faut s'adresser en première ligne, puis à la houille et au bois, Ce dernier donne une différence en moins de plus des 3/5.

Les cheminées *Douglas-Galton*, *Joly*, *Fondet*, etc. sont trop connues pour que nous ayons besoin de les décrire. Elles ont toutes pour but d'utiliser les gaz chauds avant leur départ dans le tuyau de fumée. En voici une moins connue, employée en Allemagne dans les écoles, et qui repose sur le même principe qu'elle applique avec beaucoup de simplicité : c'est la cheminée *Wille* (fig. 26 et 27).

Elle est construite de telle sorte que les gaz chauds, sortant du foyer surmonté d'une voûte, se rendent dans une chambre q et de là dans deux tuyaux recourbés g^2, puis finalement dans le tuyau de fumée *e*. L'échauffement de la chambre détermine l'appel, et une autre chambre *d* empêche les deux tuyaux g^2 de communiquer par le bas. L'air de combustion est admis par un système de trappes

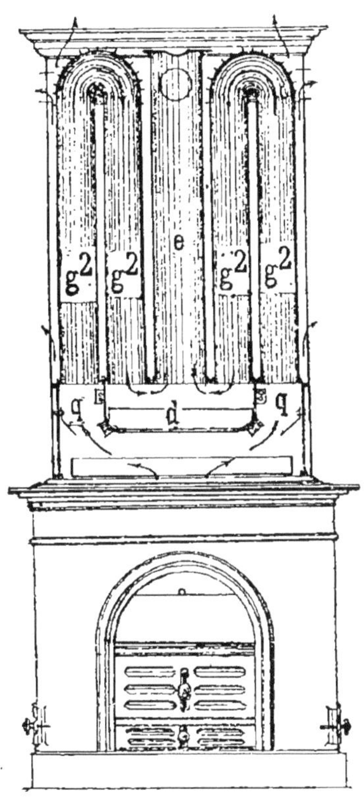

Fig. 26. — Cheminée Wille.

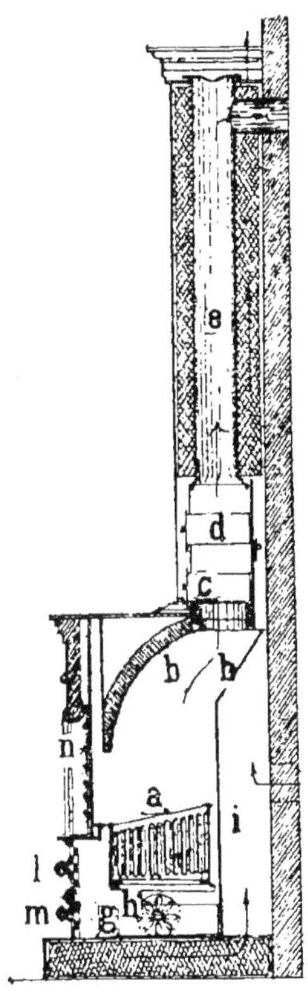

Fig. 27. — La même coupe de profil.

l, *m*, *h* (fig. 27) et par un tablier en fer. L'air froid s'introduit, par une gaîne *i*, dans un espace ménagé entre le mur et le fond de la cheminée, s'élève en léchant les tuyaux g^2 et le tuyau de fumée e, et, compris entre ces tuyaux et l'enveloppe générale de la cheminée, se répand par le haut. C'est donc une cheminée ventilatrice.

Les poêles utilisent beaucoup mieux la chaleur que les cheminées. Ils chauffent, à la fois, par rayonnement obscur, par contact et par convection, et il faut y recourir le plus souvent pour les écoles dont l'importance ne comporte pas un chauffage central, qu'on doit toujours préférer lorsque les circonstances le permettent.

La température à maintenir dans les salles est comprise entre 15 et 17° (Belgique 14°-16°, Allemagne 16°-20°, Amérique 20° 19 1/2). Elle ne s'abaissera jamais au-dessous de 16° dans les écoles maternelles, avec un état hygrométrique de 50 à 65 %. Il importe de ne pas dépasser les fixations précédentes. L'habitude de vivre dans des milieux à température trop élevée prédispose à souffrir davantage des refroidissements; l'excès inverse est moins périlleux, bien qu'il soit sage de s'en abstenir. On sait, en effet, que l'air froid n'a pas d'influence nuisible, et que la vie au dehors est le meilleur préservatif de la tuberculose. En s'efforçant de réduire dans une limite convenable l'écart de température entre l'intérieur et l'extérieur, on évitera les transitions brusques, qui, au dire de Bruhl, de Jahr, etc., créent une opportunité à l'invasion des maladies pulmonaires, du croup et de la diphthérie. — La chaleur doit être répartie aussi également que possible dans tous les points du local, être constante dans le temps. Les indications varient, cela va de soi, avec le climat (1).

On regarde un thermomètre suspendu à $1^m,06$ ou $1^m.08$ de la surface du sol, comme donnant la température moyenne de la pièce (2).

Ceci posé, nous étudierons séparément le chauffage central et le chauffage local.

Chauffage central. — A préférer pour les établissements importants, on l'installe ordinairement dans les sous sols et on le pratique à l'air, à l'eau où à la vapeur. Le premier système est mauvais, ou tout au moins passible de certaines modifications qui le rendent d'une application délicate et peu efficace ; le second est bon, mais ne convient qu'aux installations de moyenne importance. Le troisième est recommandable entre tous, s'adapte admirablement aux plus grands établissements et ne supporte aucune objection.

Le chauffage à l'air, tel qu'on le comprend généralement, consiste à transporter d'une chambre de chauffe à une pièce, à travers des conduits obscurs plus ou moins longs, de l'air chauffé à 40, 45° et plus. Il va donc à l'encontre des principes que nous avons admis, dont le plus essentiel est qu'il faut donner à respirer de l'air se

(1) D'après BAGINSKI. — *Traité d'hygiène scolaire*, p. 193.
(2) BUSING. — *Dictionnaire d'hygiène de Dammer*. Art. Chauffage.

rapprochant, le plus possible, de l'état naturel. D'ailleurs, c'est une erreur que de charger l'air de transporter du calorique : c'est un véhicule sept fois plus coûteux que la vapeur (Trélat). De plus, l'air très chaud est en même temps très sec, et emprunte aux voies respiratoires l'humidité qui lui est nécessaire; on l'accuse, non sans raison peut-être, de prédisposer aux laryngites et aux bronchites; il est pauvre en oxygène, malsain à respirer. Si on lui restitue l'humidité qui lui manque, on risque de constituer une atmosphère étouffante que Falk accuse de produire des accidents analogues au coup de chaleur : l'air trop humide imprègne les vêtements des enfants et, quand ils quittent l'école, s'y condense et les expose aux refroidissements; dès qu'il se refroidit, on voit la vapeur se condenser et ruisseler sur les murailles. Parcourant de longs canaux obscurs, il se souille de poussières pendant son cheminement et ne peut être admis que moyennant filtration à travers des appareils Moller ou autres. Encore Rietschel (1) reproche-t-il aux filtres de nécessiter, à cause de la faible porosité de leurs tissus, un accroissement de pression qui conduit à dépenser plus de force mécanique ou une élévation plus grande de la température et une section plus large des canaux d'admission. Il conseille de leur préférer une chambre à poussières. Le calorifère à air

(1) GESUNDHEITS INGÉNIEUR, n° 4, 1889.

chauffe difficilement des maisons à plusieurs étages; les étages supérieurs en absorbent toute la chaleur et les étages inférieurs restent froids. Pour toutes ces raisons, que Setterbom (de Stockolm) a développées dans une thèse récente (1893), le calorifère à air est mauvais, et si on tient à le conserver, il faut, au moins, se conformer aux préceptes de Darcet. C'est la conclusion de la commission d'hygiène scolaire qui, sans le proscrire complètement, conseille « d'éviter autant que possible de le construire en métal (on pourrait ajouter d'éviter le contact direct de la surface de chauffe avec la flamme et les gaz brûlants) ; de chauffer avec de grandes quantités d'air à 30° au maximum ; de prendre des précautions pour assurer l'humidité de l'air ; de placer les bouches d'admission au bas des fenêtres, les orifices d'évacuation en bas et en haut de la paroi, ces derniers devant être employés de préférence tant que la température ne s'abaisse pas trop ». Herscher demande des gaînes d'extraction avec appel en contre haut. Dans ce cas, les orifices d'extraction seraient à la partie inférieure.

Le calorifère à air dessèche l'atmosphère ; c'est son plus grave défaut. Le degré d'hygrométricité est moins intéressant à connaître, pour s'en rendre compte, que le déficit de saturation, car c'est à lui qu'est due l'action desséchante. Le déficit de saturation compatible avec le bien-être, ne doit pas dépasser celui qui fait équilibre, par sa tension, à une colonne de mercure de $5^{mm},3$. Or souvent, dans les maisons à calorifère, il s'élève jusqu'à 12 et 18 millimètres : il s'ensuit un grand malaise (1). 1 mètre cube d'air à 0° absorbe $4^{gr}96$ de vapeur d'eau.

à 10° . . . , ...	$9^{gr},51$
à 30°	30 ,86
à 50°	83 ,37
à 100°	606 ,10

Rietschel a démontré qu'avec un apport de 20 mètres cubes par tête et par heure, et une différence de température de 30° (10° dehors et 20° dedans), par une humidité extérieure relative de $2^{gr},91$ par mètre cube, chaque enfant perdrait 140 grammes d'eau par heure si on n'entretenait l'humidité de l'air. En admettant que les objets environnants subissent la moitié de cette dépense, il resterait encore 70 grammes de perte, c'est-à-dire 20 grammes de plus que l'enfant ne doit perdre (Baginski).

Une des meilleures applications du calorifère à air chaud est celle que conseille Trélat : elle consiste à dégager des torrents d'air brûlant (70-80°) dans le local, avant l'occupation, de façon à emmagasiner de la chaleur dans les murs. C'est encore une manière de chauffage par les parois qui rentre dans les bons principes et pourrait, à la rigueur, trouver

(1) DEUCKE. — *Zeitsch. für Hygiene*, 1886.

une application dans les dortoirs et les réfectoires.

La vitesse moyenne des calorifères à air chaud est de $0^{m},50$: il doivent offrir des tuyaux volumineux, allant toujours en montant, et des coudes arrondis (Grouvelle).

Nous n'en décrirons aucun modèle en particulier. On trouvera cette description dans les ouvrages spéciaux.

Le chauffage à l'eau se prête, comme le suivant, à l'installation rationnelle de tuyaux longeant le pied des murailles et de batteries chauffantes à la base des surfaces d'éclairement qui sont les surfaces refroidissantes. Ces murs chauds préservent des courants descentionnels froids, si désagréables ; rien n'empêche d'accroître encore le bien-être en installant au centre de la classe un poêle à eau. Telle est l'application qu'on en a faite en Angleterre, où les surfaces de chauffe, placées dans les embrasures des fenêtres, se combinent avec des cheminées Douglas-Galton (Mangenot).

Le chauffage à l'eau est à basse ou à haute pression et nécessite toujours un vase d'expansion, ouvert dans le premier cas, clos dans le second. Nous n'avons pas à le décrire. On lui reproche les hautes pressions que supportent les appareils quand on veut desservir plusieurs étages avec une seule circulation, la possibilité des ruptures, la dépendance réciproque des vases chauffeurs, la nécessité de restreindre l'étendue des distributions, et la difficulté de répartir uniformément la chaleur. Il n'a pas donné à Neufchâtel, selon Guillaume, les bons résultats qu'on en attendait. Il chauffe trop les salles voisines de la chaudière (18-19°), trop peu celles qui s'en éloignent (8 à 9°). Il faut une fois 3/4 la surface nécessaire au chauffage par la vapeur, pour chauffer à l'eau, quand le chauffage est direct, et 2 fois 1/2 quand les appareils ne sont pas directement dans la pièce à chauffer (Grouvelle).

Le chauffage central à la vapeur n'a aucun des inconvénients reprochés au précédent. A haute ou à basse pression, il est simple, illimité dans son étendue, souple et efficace à toutes les distances, économique. Il est donc, à bon droit, préféré dans tous les établissements importants. Nous ne pouvons en donner le détail, mais nous devons une mention au système le plus récemment créé par la maison Geneste-Herscher, en vue d'une adaptation spéciale aux écoles. C'est un appareil central sans pression sensible qui porte le nom de *Thermocycle*. En voici la description, accompagnée de figures, d'après les inventeurs :

Un générateur, placé en sous-sol, est formé d'un corps de chaudière à éléments multiples léchés par les gaz de la combustion. La chaudière est en communication directe avec l'atmosphère ; dans aucun cas la pression ne peut s'élever, et le fonctionnement offre une sécurité absolue. Un magasin de combustible, ménagé dans le corps même de la chaudière, sert de réservoir pour l'alimentation continue du foyer. Un régulateur automatique met en mouvement la porte du cendrier, de façon à introduire l'air sous la grille en plus ou moins grande quantité, suivant les besoins du chauffage et le nombre de surfaces chauffantes utilisées (Voir fig. 28).

On remplit le réservoir de combustible, et la chaudière deux ou trois fois par jour suivant la température. L'alimentation du foyer est assurée sans qu'on ait à s'en assurer autrement que pour le visiter de temps à autre. La vapeur, circulant avec une pression insensible dans la canalisation de distribution, pénètre dans les appareils de chauffage et y abandonne sa chaleur latente ; par son propre poids, la vapeur condensée retourne à la chaudière, la dépense d'eau est presque nulle, l'appareil peut se passer de pompes ou autres appareils alimentateurs. En cas d'arrêt d'une partie des appareils, la quantité de vapeur condensée se trouvant diminuée, le régulateur agit sur la porte du cendrier pour ralentir la combustion ; si toutes les surfaces de chauffe se trouvent mises en action, le régulateur opère inversement et la combustion s'active. La nuit, on ferme le registre d'entrée d'air du cendrier : l'appareil continue à fonctionner à feu couvert, et, pour la remise en marche, le matin, il suffit de décrasser la grille, de compléter la charge du magasin, et de rétablir la

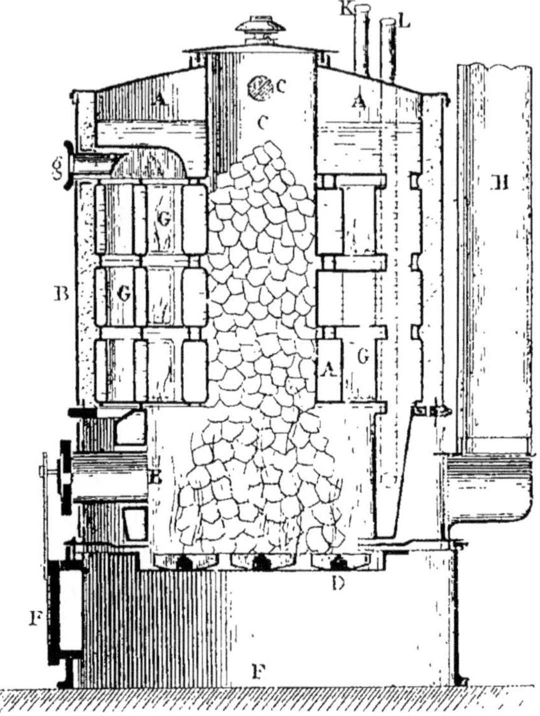

Fig. 28. — Générateur de vapeur de l'appareil « Thermocycle » de Geneste et Herscher.

A Générateur formé d'éléments amovibles. — B Enveloppe métallique. — C Magasin de combustible avec couvercle hermétique. — C Conduit de dégagements des gaz du combustible emmagasiné. — D Grille à barreaux articulés et mobiles. — E Foyer. — F Cendrier. — F' Porte du cendrier dont la manœuvre est dépendante de celle de la porte du foyer. — G Conduits de circulation des gaz de la combustion. — G Tampon de nettoyage. — H Cheminée de fumée. — K Tuyau de distribution de vapeur. — L Tuyau de retour de l'eau condensée.

marche automatique du régistre du cendrier. Le foyer est alimenté à l'anthracite, à la houille anthraciteuse ou au coke.

Les surfaces de chauffe sont composées d'éléments à parois lisses ou nervées, alimentés par des canalisations de petit diamètre à joints étanches. Elles sont indépendantes les unes des autres et la simple manœuvre d'un robinet permet de mettre en action ou d'arrêter à volonté l'une d'entre elles sans gêner le fonctionnement de l'ensemble. On peut les placer directement dans les locaux à desservir ou les disposer en batteries en contre-bas des parties à chauffer, pour alimenter les bouches de chaleur. Les surfaces chauffantes directes sont, en général, préférables, plus économiques et plus faciles à surveiller. En les établissant au bas des parois vitrées et des murs extérieurs, on peut faire entrer l'air neuf dans les locaux sans qu'il ait, au préalable, circulé dans des canaux obscurs et peu accessibles. Dans les salles de classes, le chauffage au bas des surfaces refroidissantes est indiqué, mais, dans certaines grandes salles comme les salles de dessin, lorsque les vitrages sont à la partie haute du local, il est préférable de neutraliser l'action du froid où elle se produit. Les rubans sont alors disposés en conséquence (voir fig. 29).

L'évacuation de l'air vicié se fait par la partie supérieure, par des ventouses aboutissant à des conduits qui se rendent dans un canal collecteur

Figuration schématique d'une installation de chauffage économique par la vapeur sans pression sensible, avec réglage facultatif.
Système THERMOCYCLE, breveté s. g. d. g.

APPLICATION AUX LOCAUX SCOLAIRES

Coupe longitudinale *Coupe transversale*

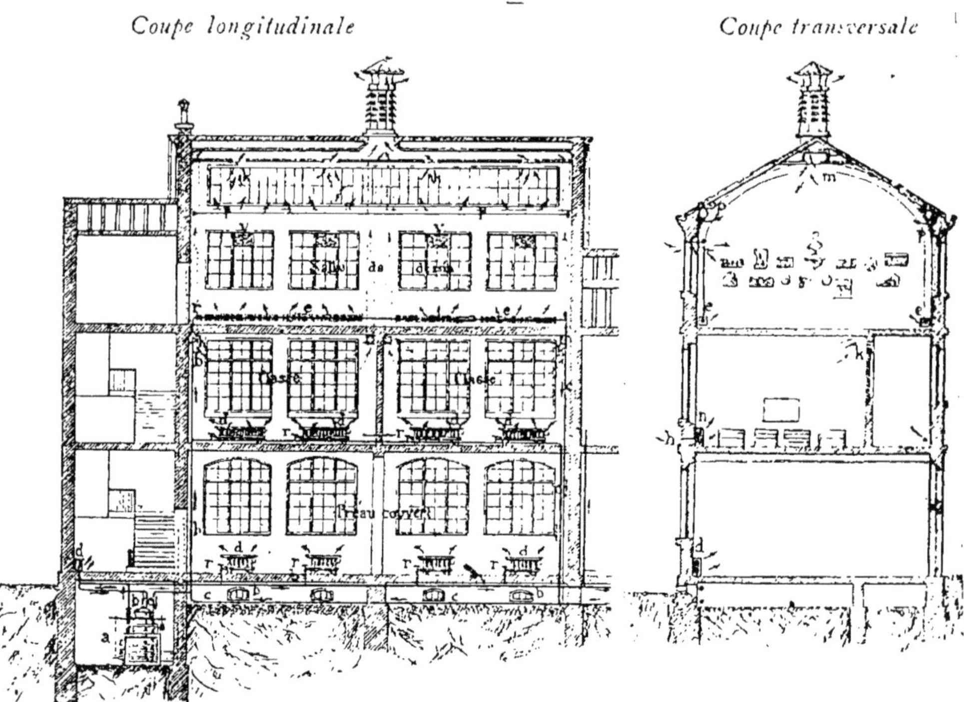

Fig. 29.

a Générateur. — *b* Tuyaux de distribution de vapeur. — *c* Tuyaux de retour d'eau condensation. — *d* Radiateurs de chaleur. — *e* Surfaces chauffantes à ailettes. — *n* Éc métallique enveloppant les surfaces chauffantes. — *p* Rubans de chaleur. — *r* Robin d'arrêt. — *h* Entrées d'air pur extérieur. — *v* Vitres perforées. — *k* Bouches d'évacuati d'air vicié. — *m* Collecteurs d'évacuation d'air vicié.

qui gagne une cheminée de faîtage. La ventilation est, en outre, assurée p des vitres perforées; enfin, l'entrée d'air pur se fait aussi au niveau des allèges des fenêtres, et vient se réchauffer au contact des batteries.

On trouvera, dans les deux figures ci-contre, le détail de l'installation que nous venons de décrire. Comme l'introduction de l'air sous les allèges des fenêtres, par les vents un peu forts et dans certaines expositions, peut se faire trop vite pour que l'air ait le temps de s'échauffer, il importe de rétrécir, en les multipliant, les orifices d'accès de ce fluide.

Chauffage local. Nous avons parlé déjà des cheminées; elles ne sont pas pratiques pour le chauffage des écoles. Les poêles sont plus commodes, plus faciles à généraliser aux petits établissements. Ils méritent donc un paragraphe quelque peu étendu.

On les fait en faïence, en terre réfractaire ou en métal.

Nous connaissons peu le poêle de faïence, si goûté chez les Allemands et les Russes. A vrai dire, nous ne savons peut-être pas nous en servir et rien, dans ce que nous employons, ne rappelle les surfaces énormes occupant presqu'une paroi, qu'on mesure en carreaux de faïence de $0^m,21$ de côté. La faïence a, comme la terre réfractaire, la propriété d'où vient son mérite, de s'échauffer lentement, de conserver sa chaleur deux fois mieux que le fer, d'avoir une conductibilité 33 fois moindre, et de restituer peu à peu le calorique emmagasiné, auquel elle sert d'accumulateur, ou, pour ainsi dire, de volant. C'est pourquoi on a été amené à lui donner de vastes dimensions, ce qui a l'inconvénient d'en faire un appareil très peu sensible. Dans une étude récente Esmarck (1), qui est bien placé pour le connaître, le compare au poêle de fonte, reconnaît qu'il produit une chaleur plus lente et plus durable, mais qu'il atteint péniblement le degré convenable, tout en brûlant le double de charbon ; qu'il ne devient agréable que par la continuité d'action et qu'il convient mieux aux appartements qu'on chauffe uniformément tout l'hiver qu'aux lieux de réunion comme les salles d'école où on a surtout besoin d'une chaleur prompte à obtenir et facile à régler. C'est pour parer à cet inconvénient qu'on combine souvent la faïence avec certaines parties métalliques, et qu'on force, par exemple, la flamme à lécher, en passant, des surfaces métalliques, ou des éléments en terre réfractaire.

Nous citerons un exemple de cette combinaison.

Le poêle ventilateur Grossmann (2), que représentent les figures ci-contre, se compose d'un foyer inférieur en terre réfractaire, voûté et isolé des parois extérieures du poêle, aussi bien que du socle qui le supporte. L'appareil entier est divisé

(1) *Zeitsch. fur. Hygiene.* X, p. 306, 1981.
(2) BAGINSKI. — *Loc. cit.* p., 197.

en trois parties : 1° une moyenne, limitée par une couche de briques surmontant le foyer, où les gaz

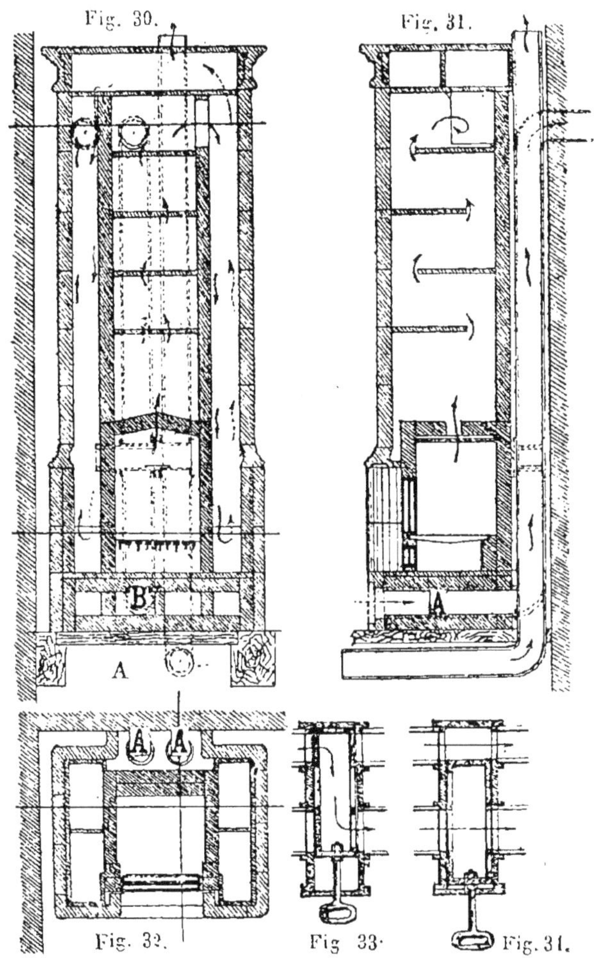

Fig. 30, 31, 32, 33 et 34. — Poêle ventilateur Grossmann.

chauds pénètrent par la partie inférieure : elle offre

sur toute sa hauteur des lames métalliques horizontales qui forcent les gaz à suivre le chemin sinueux indiqué par les flèches ; 2° deux latérales, subdivisées par une lame verticale incomplète qu'on voit sur la figure 32. En sortant du compartiment médian, les gaz descendent dans celui de droite, contournent la lame métallique, remontent dans la direction indiquée par les flèches (fig. 31), traversent la partie supérieure de droite à gauche, descendent dans le compartiment de gauche, remontent et, finalement, s'échappent dans le tuyau de fumée. La ventilation est assurée par deux tuyaux de terre réfractaire occupant la place indiquée dans la figure 32 en A. L'échauffement y détermine le mouvement de l'air : l'un des deux va chercher cet air au dehors (A. fig. 30) et le distribuer chaud, à la partie supérieure de la chambre ; l'autre commence au pied du poêle (B, fig. 30) et se dirige vers un canal d'évacuation. Le fonctionnement de ces deux tubes se comprend aisément. De plus, on peut momentanément, et quand on veut obtenir un échauffement rapide de l'air, supprimer l'effet ventilateur et le remplacer par la circulation : il suffit de manœuvrer une trappe qui met en communication les deux tuyaux vers le milieu de la hauteur du poêle. L'air aspiré au niveau du parquet par le tube évacuateur B est échauffé et restitué à la partie supérieure de l'appartement par le tube ventilateur A. Baginski vante beaucoup cet appareil, qui convient bien aux écoles.

Assez analogue est le poêle *Wickel*. Les gaz de combustion y circulent à l'intérieur, autour de tuyaux qui puisent l'air au dehors et le laissent échapper dans la pièce ou dans la cheminée par l'effet d'un jeu de soupapes. En été, la substitution d'un bec de gaz au foyer permet d'utiliser l'appareil comme ventilateur.

Un autre modèle, associant un corps mauvais conducteur à la fonte, et qui ne manque pas d'originalité, est le poêle *Beyer* (de Breslau). Comme corps mauvais conducteur, il utilise le graphite qui a une capacité calorifique double de celle de la terre réfractaire. L'appareil se compose de quatre cylindres concentriques dont trois à ailettes en fonte et un extérieur en tôle. Le vide du cylindre intérieur sert à l'échauffement de l'air de la pièce. L'espace annulaire qui sépare le 2e du 3e cylindre sert au passage du gaz de combustion ; les deux autres espaces annulaires sont remplis de graphite. La manœuvre d'un couvercle supérieur permet de ralentir le dégagement de chaleur (fig. 35 36 et 37).

Dans un autre appareil du même constructeur, dit « poêle à graphite à manteau », la disposition est différente. En recouvrant d'un manteau cannelé un poêle cylindrique muni d'ailettes, on obtient de petits espaces qu'on remplit de graphite. Un manteau de tôle lisse entoure le tout et contribue à former avec le cylindre cannelé un certain nombre de cheminées verticales où l'air s'échauffe pour se dégager dans la pièce.

Le colonel Perissé a exposé au Champ de Mars, cette année, un poële à double enveloppe entre

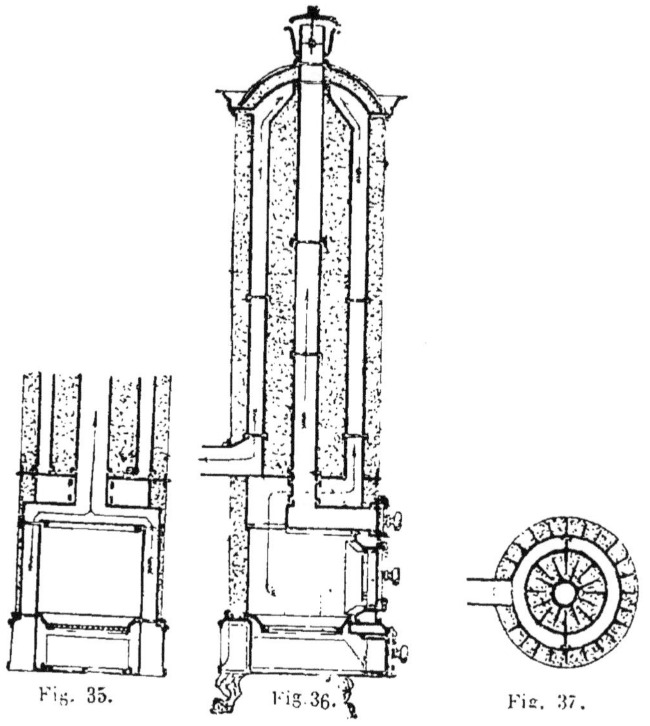

Fig. 35, 36 et 37. — Poêle à graphite de Beyer.

les parois duquel on introduit de la glycérine spéciale bouillant à 300° qui sert de réservoir de chaleur. « Le poêle est du type américain et à alimentation continue. La combustion, qui a lieu dans une grille troncônique, à la partie inférieure de la colonne de chargement, est toujours vive et peut se régler à volonté. Les gaz chauds de la combustion passent par un système de tubes inclinés suivant les génératives d'un hyperboloïde. Ces tubes traversent la chambre à glycérine qui se trouve être ainsi une véritable chaudière tubulaire». On peut relier le réservoir de glycérine avec un radiateur à ailettes analogue à un thermo-siphon.

Richard, à qui nous empruntons cette description, exprime la crainte que l'appareil ne manque d'élasticité. On a cherché à réduire cet inconvénient en diminuant la quantité de glycérine. Mais on ne saurait dire actuellement si l'inventeur y est parvenu (1).

Les modèles de poêles entièrement métalliques sont en grand nombre. La fonte, qui rayonne beaucoup de chaleur, est ordinairement employée à les construire. Il est de règle de garnir le foyer de terre réfractaire qui sépare le combustible de la paroi et préserve celle-ci de rougir (2). C'est là, en effet un accident qu'il faut toujours éviter, bien qu'on n'admette plus avec Troost, Sainte-Claire Deville et Graam, le passage de l'oxyde de carbone à travers la fonte portée au rouge, si ce n'est à un degré insignifiant (Pettenkofer, Vohlflügel, Grüber). Mais le grillage des poussières de l'air qui en résulte, déjà sensible à la température de 150° (Fodor), est l'origine d'odeurs malsaines,

(1) *Revue hygiène* 1895, p. 799, n° 9.
(2) BAGINSKI. — *Loc. cit.*, p. 212.

d'un accroissement de Co_2, et d'une sorte de distillation à sec des matières organiques, avec dégagement de produits empyreumatiques. Kori (1) recommande même de ne pas juxtaposer la terre réfractaire et la paroi métallique, mais de les séparer par un espace où l'air circule en refroidissant cette paroi et en activant la combustion ; et il reconnaît à la terre réfractaire, à côté d'un assez faible pouvoir d'emmagasinement, la propriété de rendre, en maintenant chaud l'espace de combustion, cette opération plus complète et plus profitable.

Dans le même but, et pour multiplier la surface rayonnante, Sylvester et Gurney ont eu l'idée des ailettes métalliques hérissant la surface des appareils. Combattues comme incapables d'accroître le rendement, tout en gênant la circulation de l'air et en favorisant l'accumulation des poussières, elles ont été défendues par Kori. Cet auteur a prouvé qu'un cylindre de 300 millim. de diamètre extérieur pourvu de 12 côtes de $0^m,04$ de saillie assez écartées pour ne pas subir un rayonnement réciproque, donne une surface de chauffe exactement double de celle du même cylindre lisse ; et, comme la température des ailettes n'est que peu différente de celle de la surface de l'appareil, la chaleur rayonnée est presque double. Mais il est nécessaire qu'elles soient écartées et divergentes.

(1) GESUNDHEITS INGÉNIEUR. N° 17, 1892, 15 septembre.

Quel que soit le poêle en usage, il est recommandé de supprimer les clefs de réglage le long des tuyaux de fumée : elles sont l'origine de nombreux accidents. En augmentant la pression dans l'appareil, lorsqu'on les ferme, elles favorisent l'échappement des gaz toxiques par les fissures, inoffensives d'habitude lorsque les gaz trouvent une sortie facile du coté du tuyau. Il faut opérer le réglage par le cendrier. On évitera les portions de tuyaux complètement horizontales, et surtout descendantes ; on veillera à ce que l'accumulation de la suie n'obstrue par les conduits ; on créera une large surface d'évaporation aqueuse et on évacuera l'air vicié par des orifices spéciaux. Des écrans appropriés préserveront de la chaleur les élèves les plus voisins du poêle.

La plus grande difficulté qu'on éprouve, avec les appareils métalliques, est de maintenir la température constante, car ils s'échauffent et se refroidissent avec la même facilité.

Ceux du système primitif, dits « poêles de corps de garde » sont à rejeter. Ils ne déterminent aucun autre renouvellement d'air que celui qui est nécessaire à leur tirage, et ce renouvellement se fait le plus souvent par filets froids au voisinage des pieds. On peut toujours les améliorer en entourant leur tuyau de fumée, dans sa portion verticale, d'une gaine d'évacuation.

A ces appareils élémentaires on préfèrera tou-

17

jours les poêles ventilateurs, dont on connaît, surtout à l'étranger, beaucoup de types.

Les poêles ventilateurs, *poêles à manteau*, dont l'idée appartient à Arnott, ont été construits en France par Gaillard et Haillot, Ledru, Bourneville et Cie, Geneste et Herscher ; en Allemagne par Meidinger, Wolpert, Lönholt, Lammerz, etc. ; en Suisse par Mott ; en Suède par Wiman; en Finlande par Audsten. en Amérique par Chilsen.

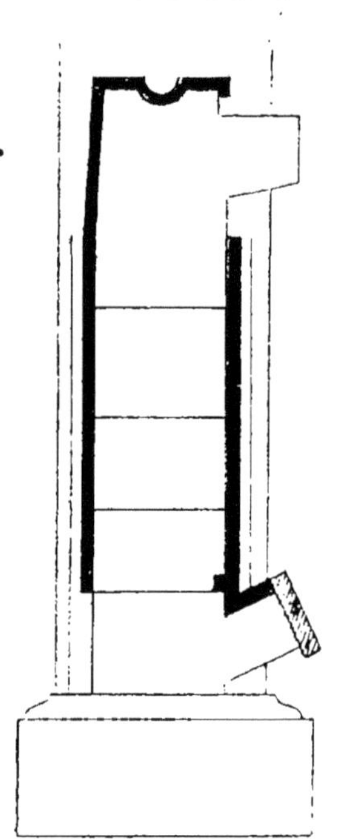

Fig. 38. — Poêle Meidinger.

Le *Meidinger ofen*, l'un des premiers poêles de ce genre qui ait été construit, peut donner une idée du principe qui préside à leur fonctionnement. Cet appareil (fig. 38) « se compose d'un cylindre de fonte dont la surface est hérissée de nervures, d'un socle de fonte et d'un manteau de tôle. Le cylindre central est formé de plusieurs anneaux superposés, réunis par trois tringles verticales et des boulons, et dont le dernier, par en bas, repose sur une plaque de fer et offre un col obliquement ascendant. A son entrée, le col destiné à conduire l'air au foyer possède une porte de réglage fermant hermétiquement. L'anneau cylindrique supérieur reçoit le tuyau de fumée ; il est fermé par un couvercle dont une moitié, comme la partie correspondante du couvercle du manteau, peut être relevée pour le chargement. Le manteau intérieur ne répond pas à toute la hauteur du poêle ; il a pour but de protéger contre la chaleur rayonnante du cylindre où s'opère la combustion. L'enveloppe extérieure entoure la totalité de ce cylindre. L'air de la chambre pénètre à travers les ouvertures du socle, dans l'espace compris entre les deux enveloppes, s'échauffe et s'échappe en haut par les orifices du couvercle qui termine le manteau extérieur (1). » Ainsi construit, le poêle Meidinger n'est pas un poêle ventilateur mais seulement un poêle à circulation. Mais rien ne serait plus simple que de mettre l'espace qui sépare les deux enveloppes en communication avec l'air extérieur, en assurant l'évacuation de l'air vicié par le haut de la pièce ; on aurait alors un appareil ventilateur. Le réglage en est simple ; on peut, la nuit, ne brûler que 3 livres de charbon. Au cours d'une expérience dans une école baraquée de Berlin, mal jointe, par une température de 10° au dehors, on a obtenu 16° et plus, constamment, dans la classe. A 1/2 pied de hauteur, on avait disposé une plaque horizontale de tôle soutenue par des piliers et entourant le

(1) PUTZEYS et J. ARNOULD. — *Nouv. élém. d'hygiène*, p. 642.

poêle, pour disperser l'air chaud à mesure qu'il s'élevait. L'atmosphère était très agréable malgré la présence de 60 élèves.

Les autres modèles ne sont que des perfectionnements plus ou moins réussis du même appareil. Dans le poêle de *Wolpert*, qui réalise une meilleure utilisation du combustible, les gaz chauds parcourent, avant de s'échapper dans la cheminée, une série de tubes compris entre les deux parois du manteau : la surface de chauffe est ainsi considérablement multipliée. Le chargement se fait par en haut, mais la combustion s'opère à la partie inférieure dans une portion élargie qui fait l'office de foyer. Pour transformer le poêle Wolpert en ventilateur, on l'entoure d'un cylindre qui, percé d'une porte et de trois ouvertures qu'on ouvre ou qu'on ferme à volonté, distribue l'air chaud dans la pièce : une quatrième ouverture est mise en rapport avec le dehors ; en fermant cette dernière, on n'a plus qu'un appareil de circulation : les ouvertures de distribution de la chaleur se trouvent à la partie inférieure. Niemeyer dit le plus grand bien de ce poêle, qui a l'avantage de chauffer les couches basses de l'atmosphère, avantage qu'on peut accroître encore en lui adaptant la même plaque en fonte que ci-dessus. Le poêle Wolpert brûle du coke ou tout autre combustible.

C'est sur un principe analogue que repose la construction du poêle *Imperator* (Elterichofen) qui est à circulation et à ventilation, et qui échauffe à volonté les parties supérieures ou inférieures, le tout au moyen de manipulations assez simples. — Le poêle *Lammerz* se compose aussi de trois cylindres surmontant un foyer. Le cylindre central reçoit le combustible, le moyen l'air extérieur, l'externe les gaz de combustion. Ce dernier communique avec une cheminée tandis que le cylindre moyen débouche dans l'appartement auquel il fournit de l'air chaud et constamment renouvelé.

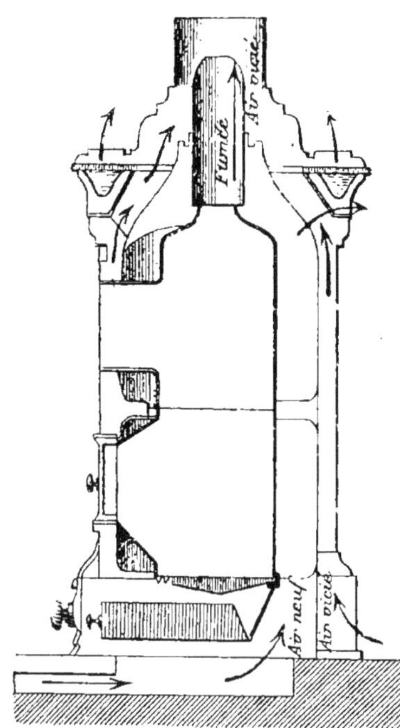

Fig. 39. — Poêle-calorifère Gaillard et Haillot.

Enfin, voici une figure (fig. 39) représentant le calorifère ventilateur *Gaillart et Haillot*, et qui permettra de comprendre, sans qu'il soit besoin d'une plus ample description, le fonctionnement de cet appareil très analogue aux précédents. Ce modèle est très employé dans nos écoles et on en peut trouver dans l'ouvrage de Narjoux (1)

(1) *Loc. cit.*, p. 158 et suiv.

une application un peu différente et très ingénieuse.

On saisit l'avantage de ces poêles à volonté circulateurs et ventilateurs. Veut-on échauffer rapidement l'air de la classe avant l'arrivée des élèves, on les fait fonctionner comme circulateurs ; quand les élèves entrent, on établit la communication avec l'extérieur, et la ventilation s'opère.

Le charbon de terre et le coke sont les combustibles solides dont l'ustion dégage le plus de calories. Ils dégagent par kilogramme, en brûlant, 8000 et 7100 calories, tandis que le bois donne à peine un chiffre moitié moindre. Il est bon de rappeler que la chaleur de combustion n'est complètement obtenue que moyennant un large appel d'air et que l'utilisation totale d'un kilogr. de houille, c'est-à-dire sa transformation en Co^2 demande 9 mètres cubes d'air. La proportion, pour un kilogr. de bois, n'est que de 5 mètres cubes (1).

Nous ne pouvons pas ne pas consacrer un paragraphe aux poêles à combustion lente ou poêles mobiles, dont les nombreux méfaits, malheureusement peu connus, n'ont ébranlé ni la confiance du public ni la ténacité des constructeurs. Si nous en parlons, c'est pour en proscrire l'usage, sans nous occuper d'autre part si on ne peut, moyennant quelques précautions, en trouver l'application aux appartements privés.

(1) BAGINSKI. — *Loc. cit.*, p. 203.

A la suite d'une discussion au cours de laquelle de nombreuses asphyxies furent signalées par Lancereaux, Brouardel, Ollivier, A. Gautier, le Roy de Méricourt, en 1889, l'Académie conclut à la proscription des poêles mobiles dans les écoles, les lycées et les établissements publics. Nous allons essayer de justifier cette prohibition.

Ce qui, dans les poêles à combustion lente, a séduit le public, c'est l'économie qu'ils réalisent, au point qu'ils parviennent à utiliser, en moyenne, 65 o/o et jusqu'à 90 o/o de la chaleur de combustion. On n'arrive à ce résultat qu'en réduisant au minimum la ventilation du poêle, en lui mesurant parcimonieusement l'arrivée d'air ; en un mot, on utilise tout le calorique ; il n'en reste plus pour faire marcher le poêle (Vallin) ; de sorte qu'on obtient comme produit de la combustion une grande quantité d'oxyde de carbone au lieu d'acide carbonique. Le fait ressort de la comparaison suivante, établie par A. Smith, entre les gaz recueillis dans une cheminée et ceux qu'on recueille dans un poêle américain :

	Cheminée	Poêle américain
CO^2	6	9.34
CO.	1 à 3	14,70
O	12	»
Az,H,H^2O	80	79.95

Dans une cheminée, les gaz toxiques sont très dilués par les 100^{m3} d'air qui la traversent en une heure ; dans la même cheminée, où l'on adapte un poêle mobile, il ne passe plus que 2^{m3} d'air. La dilution est réduite à presque rien, et la colonne de gaz nocifs restant presqu'immobile, oscille dans la cheminée, retombe souvent d'un étage à l'étage inférieur et peut s'infiltrer par une fissure dans une pièce éloignée.

Vallin (1) s'est assuré par des expériences anémémotriques qu'il passait, dans un poêle mobile, à peu près 42^{m3} d'air en 24 heures pour brûler 10 kilogr. de coke alors qu'il en faut 9^{m3} pour assurer la transformation complète en Co^2 d'un kilogr. de ce combustible. De sorte que cette opération reste incomplète et qu'on rencontre, dans les gaz de combustion, la proportion d'oxyde de carbone ci-dessus. Boutmy en a trouvé jusqu'à 16 o/o.

Cela n'offrirait pas beaucoup de danger si le tirage s'exécutait toujours dans le sens normal et si les gaz en question ne pouvaient se répandre dans l'appartement ; mais il n'en va pas ainsi. Outre les fuites accidentelles par les fissures de l'enveloppe, par l'occlusion illusoire du couvercle dont les bords sont immergés dans le sable, le refoulement par les bourrasques, la pluie, le soleil donnant sur la cheminée non protégée par une mitre, il y a, dans la constitution même des appareils à com-

(1) *Rev. d'Hygiène*, 1885, p. 459.

bustion lente, une cause toujours menaçante du même accident. Ces appareils échauffent très peu la cheminée où ils fonctionnent, et la moindre perturbation peut renverser le tirage ; au moment de l'allumage, si l'on n'a pas eu le soin d'échauffer la cheminée par une flambée rapide, au moment où, changeant l'appareil de place, on l'amène devant une cheminée entièrement froide, il arrive fréquemment que le tirage continue à se faire du côté de l'ancienne cheminée ou d'une cheminée chaude de l'appartement, si la porte de communication entre les deux pièces est restée ouverte.

Pour toutes ces raisons, l'expérience en fait foi, le refoulement est fréquent et les gaz se déversent dans l'atmosphère. Le plus dangereux d'entre eux, dont rien ne révèle la présence, car il n'a pas d'odeur, c'est l'oxyde de carbone, poison redoutable des hématies dont il chasse l'oxygène pour en prendre la place et former avec l'hémoglobine une combinaison stable, non dissociable, anéantissant l'acte respiratoire.

Le sang absorbe déjà de l'oxyde de carbone, dans une atmosphère qui en renferme 1/5000. Le moineau périt à 1/450, le chien à 1/250, le lapin à 1/70. L'oiseau est un réactif particulièrement sensible dont Gréhaut se sert pour en déceler des traces. L'effet toxique pour l'homme, commence, selon Leblanc, à 5,4 o/oo, pour Orfila à 4,5 o oo, pour Vogel à 5 o/oo : mais, selon Uffelmann, Gréhant, Hempel, Gruber, des doses de 0,2 à 0,8 o/oo exerçent déjà une action destructive sur les globules, et déterminent la dyspnée avec faiblesse et incertitude des mouvements. L'intoxication a lieu vers 5/1000 au milieu d'accidents formidables, en 30 à 60 minutes. D'après Gréhant, Co tue les globules dans la proportion de 1/2 à 1/779 et de 1/4 à 1/449. La dose mortelle est beaucoup plus faible qu'on ne le pense lorsqu'on séjourne longtemps dans l'atmosphère toxique, et, à côté de la mort par intoxication du sang, on peut citer la mort rapide par syncope réflexe résultant de l'excitation des nerfs sensitifs des premières voies et du vague (1).

Accidents aigus d'asphyxie, troubles nerveux graves à marche rapide; intoxication lente traduite par une anémie rebelle, l'œdème des membres inférieurs, des paralysies et des vésanies (Lancereaux), par la glycosurie (Ollivier), tels sont les accidents qu'on peut redouter avec les émanations oxycarbonées ; ils sont devenus sensiblement plus fréquents depuis la généralisation des poêles économiques. A un degré moindre, chacun connaît l'atmosphère lourde, écœurante des appartements ainsi chauffés, qu'on n'arrive à tolérer que par une sorte d'accoutumance, non sans inconvénient pour la santé générale.

En dépit des efforts des constructeurs, on n'est parvenu à atténuer qu'une partie des dangers et il

(1) TERNI. — *L'oxyde de carbone dans les lieux chauffés.* Rev. d'Hygiène, p. 377.

n'existe pas actuellement, quels que soient son nom et sa forme, un appareil digne d'une absolue confiance. C'est pourquoi nous déconseillons ce mode de chauffage pour les écoles où, plus que partout ailleurs, l'attention et le travail ne sont compatibles qu'avec un air salubre.

Le chauffage au gaz, malgré les progrès qu'il a réalisés, n'est pas d'une adaptation commode au chauffage des classes. Nous n'en parlerons pas davantage, n'ayant pas connaissance qu'il ait été essayé.

Recherche de l'oxyde de carbone dans l'air. Sans nous arrêter aux procédés spectroscopiques qui sont très sensibles, mais appartiennent surtout au laboratoire, nous donnerons l'exposé des trois méthodes suivantes :

1° *Berthelot* (1). « L'oxyde de carbone réduit l'azotate d'argent ammoniacal. On prépare le réactif en ajoutant à une solution étendue de nitrate d'argent de l'ammoniaque diluée, goutte à goutte, jusqu'à la limite où le précipité formé d'abord se redissout entièrement, mais sans aller plus loin. Si on fait passer dans cette liqueur quelques bulles d'oxyde de carbone, elle ne tarde pas à brunir, même à froid, et, à l'ébullition, donne un abondant précipité noir. La réaction se fait également bien avec une solution aqueuse d'oxyde de carbone. Elle est extrêmement sensible et s'effectue

(1) Acad. des sciences, 27 avril 1891.

même en présence d'une grande quantité d'air. Elle pourra déceler des traces de Co, pourvu qu'il n'y ait pas d'autre substance réductrice.

2° *De la Harpe et Reverdin* (1). On fait passer l'air filtré sur de l'acide iodique pur et sec chauffé jusqu'à 250°. L'air traverse ensuite une solution d'amidon. L'oxyde de carbone est transformé en acide carbonique et une quantité proportionnelle d'iode reste libre et va colorer l'amidon en bleu. On obtient une coloration sensible avec 1 ou 2 cent millièmes de Co^2 dans 9 litres d'air.

3° *Gréhant*. Sa méthode est basée sur l'emploi du grisoumètre. On chauffe au rouge, au moyen d'un courant électrique, une spirale de palladium, et on calcule, par la réduction du volume de l'air, la proportion d'oxyde de carbone. On arrive ainsi à déceler une proportion de 1/1000 suffisante à faire rejeter un appareil.

(1) TERNI. — *Rev. d'Hyg.* 1893, p. 377.

CHAPITRE VII

DE L'ÉCLAIRAGE DES ÉCOLES

On a coutume de réunir l'étude de l'éclairage à celle de la myopie scolaire. Nous nous en sommes affranchis pour rester fidèles à notre plan et parce que, si l'éclairage défectueux est un des facteurs importants de la myopie, on verra plus loin qu'il n'en est pas le seul.

La lumière abondante n'est pas seulement nécessaire au fonctionnement normal de l'appareil de la vision, elle excite aussi la nutrition générale, entretient la santé, la gaieté et la bonne humeur. On peut déjà poser en axiôme au début de ce chapitre qu'*une classe ne reçoit jamais trop de jour*, pourvu qu'il ne s'agisse que de *lumière diffuse* et que l'œil se fatigue moins de l'excès que de l'insuffisance de l'éclairage.

On oppose volontiers les habitants de la campagne, avec leur teint coloré, leur circulation active, leurs fonctions énergiques, aux citadins étiolés qu'on reconnaît à leurs téguments pâles, à leurs traits bouffis. La différence, aux séances de révision par exemple, nous a souvent frappés. Les premiers vivent en pleine lumière.

Il faut envisager séparément l'éclairage diurne ou naturel et l'éclairage nocturne ou artificiel.

I. Eclairage diurne ou naturel. Il est donné par la lumière du ciel pénétrant par les surfaces d'éclairement. Il doit être tel que l'élève qui occupe la place la moins favorisée puisse écrire et lire commodément les caractères ordinaires à la distance normale, ou plus précisément les plus fins caractères de l'échelle de Wecker à 0^m30 ou 0^m32, et à la distance de 5 mètres la dernière ligne de la même échelle. Ce qu'il faut rechercher, dit Cohn (1), ce n'est pas le minimum d'éclairage nécessaire pour que, dans un local, on puisse lire et écrire. Il faut chercher l'éclairage suffisant pour qu'on puisse y lire et y écrire sans aucun effort.

On a cherché à mesurer exactement, au moyen des photomètres, l'intensité d'éclairage des divers points d'une salle d'école. Il nous paraît intéressant de décrire quelques-uns de ces instruments auxquels on ne peut reprocher souvent que de n'être pas pratiques, d'exiger des connaissances spéciales, et l'emploi de formules mathématiques.

(1) Congrès de Berlin, 1886.

Le photomètre de *Landolt* se compose essentiellement de deux planchettes réunies par une charnière, qu'on rapproche ou qu'on écarte à volonté. On pose la première directement sur le point dont il s'agit de mesurer l'éclairage, que ce soit un mur, une table, une surface horizontale ou inclinée. Elle porte, comme objets-types, des points noirs sur fond blanc. La seconde est munie d'un miroir qui réflechit ces objets-types dans l'œil de l'observateur. Un mètre enroulé, fixé à la première planchette, sert à mesurer la distance à laquelle ils sont reconnus. Pour trouver l'éclairement du point considéré, on se sert de la formule :

$$\log e = \frac{d}{D}$$

dans laquelle D représente la distance maximum à laquelle l'observateur compte les points, *d* la distance à laquelle doit se placer le même observateur pour compter les mêmes points à l'endroit considéré ; *e* est l'éclairage.

Cure (1) critique cet appareil qui fait intervenir l'acuité visuelle, se prête mal à une graduation en bougies ou carcels, et force quelquefois à se placer à une distance dont on ne dispose pas quand il s'agit de mesurer l'éclairage d'une place déterminée.

Le photomètre de *Weber* est basé sur la comparaison de l'éclairage à connaître, avec une lumière

(1) *Contribution à la photométrie scolaire.* Paris, 1887.

normale, celle qui est fournie par une *lampe à benzine* de dimension connue : la lampe à benzine a constamment une intensité fonction de la hauteur de la flamme. Cure décrit ainsi l'instrument de Weber : « Dans un tube horizontal et fixe se trouve une lumière normale éclairant des plaques de verre qui peuvent se mouvoir dans un espace déterminé ; ces plaques comprennent plusieurs lames de verre dépoli et une plaque de verre rouge destinée à donner de la lumière monochromatique. A l'extrémité de ce tube, à sa jonction avec un second tube vertical mobile, se trouve un prisme à réflexion totale. A l'une des extrémités du tube mobile, on voit une autre série de plaques de verre, identiques aux plaques de verre du tube fixe ; de l'autre côté, un diaphragme et un oculaire où se placera l'œil de l'observateur. Ce dernier aperçoit un champ visuel divisé par le prisme en deux parties égales : la partie droite reçoit la lumière venant de la source auxiliaire ; la partie gauche est éclairée directement par les rayons lumineux venus de l'extérieur. En faisant varier la distance des premières plaques à la source lumineuse, et en augmentant ou diminuant, suivant le cas, le nombre des plaques placées dans le tube mobile, on arrive à l'égalité d'intensité dans les deux moitiés du champ visuel...

On compare ainsi deux lumières monochromatiques ou rendues telles grâce, à la disposition de l'appareil, et l'on obtient l'intensité I_2 d'une source lumineuse par rapport à une lumière d'intensité I_1 au moyen de la formule

$$\frac{I_2}{I_1} = C \frac{R^2 (a + bl)}{r^2}$$

dans laquelle *a*, *b*, *c*, sont des constantes déterminées à l'avance, R représente la distance de la source à comparer ou de l'objet éclairé aux plaques de verre dépoli du tube mobile, *r* la distance des plaques de verre du tube fixe à la lumière normale et *l* la hauteur de la flamme de cette même lumière (1).

Nous ne multiplierons pas les descriptions d'appareils, presque tous fondés sur la comparaison d'une source de lumière artificielle qui sert d'étalon avec la lumière à connaître. Nous renvoyons au travail de Cure pour les appareils de *Bertin-Sans*, de *Petrouschewsky*, de *Mascart*, d'*Imbert*, etc. Nous mentionnerons seulement, en terminant, un nouvel instrument pratique de Weber : il se compose d'une lentille biconvexe enchassée dans un écran : au foyer de la lentille se trouve un cadran quadrillé en millimètres. L'angle d'ouverture de la lentille est donné par deux droites qui, partant du foyer, viennent aboutir à deux points opposés du bord de la lentille. La lumière venant de la fenêtre dans un endroit quelconque de la place de l'élève forme sur l'écran une image

(1) Voir POGGENDORF ET WIEDMANN. — *Annalen der Physik und Chemie*, *neue folge* 1883, T. XX, p. 326 et suiv.

d'une grandeur déterminée qui servira de terme de comparaison, c'est-à-dire que le nombre de quadrillés éclairés permettra de juger de l'intensité de la lumière (1)

Quand il s'agit de comparer entre elles les intensités de deux lumières artificielles, on s'adresse à d'autres photomètres beaucoup plus simples et plus pratiques dont la description nous entraînerait trop loin. Citons ceux de *Ritchie*, de *Wheastone* de *Bunsen* (2).

En pratique, il est moins utile de connaître la valeur de l'éclairage à telle ou telle place que le minimum de lumière indispensable à la place la moins éclairée ; et d'adopter une unité-type qui serve de terme de comparaison. C'est ce que Cohn a tenté en choisissant, pour cette unité, la *Benzin-Kerze*, qui correspond sans doute, ou à peu près, à notre bougie, éclairant une feuille de papier placée à un mètre. Prenant d'autre part comme moyen d'appréciation de l'éclairage la vitesse avec laquelle sont lus des caractères particuliers (crochets à ouvertures dirigées en divers sens), c'est-à-dire le nombre de ces caractères qui peuvent être lus dans un nombre de secondes déterminé, il est arrivé à se convaincre que le minimum d'éclairage exigible correspond à 10 unités de lumière.

(1) LAYET. — *Dict. Encyclop. des sc. médicales.* Art. Ecoles.
(2) Voir une description dans LABOULAYE, *Dict. des arts et manufactures.* Art. Eclairage.

La Commission d'hygiène de la vue(1) a accepté la formule de Javal : « Un œil placé au niveau de la table, à la place la moins favorisée, doit pouvoir voir directement le ciel dans une étendue verticale de $0^{m},30$ au moins, comptée à partir du bord supérieur des fenêtres. » Dans l'application de cette règle, ajoute Javal, il ne faut pas tracer l'épure d'après l'état actuel, mais en admettant que le propriétaire d'en face usera de son droit de construire à la hauteur admise par les règlements, dans les villes, et par l'usage, dans les communes rurales. C'est, en effet, le voisinage immédiat d'habitations élevées, dans les rues étroites, qui diminue le plus la lumière dont jouissent les classes, et il faut l'éviter en acquérant assez de terrain pour que les plus hautes de ces constructions s'en trouvent éloignées par une distance égale au moins à deux fois leur hauteur ; ou, mieux encore, en prenant le jour sur une grande cour, comme nous avons dit.

Le critérium de la Commission n'est pas, paraît-il, à l'abri de tout reproche. « J'ai rencontré, dit Cure (2), dans mes expériences photométriques, des écoles où l'élève voyait parfaitement le ciel dans une étendue égale à celle fixée par la Commission sans que, pour cela, l'éclairage de sa place fût suffisant ; le contraire s'est également présenté. »

(1) Réunie en 1882 et composée de GARIEL, G. VILLARS, GAVARRET, HACHETTE, JAVAL, MASSON, DE MONTMAHON, PANAS et PERRIN.

(2) *Loc. cit.*

Néanmoins, il a l'avantage d'être simple, de suffire, dans la majorité des cas, et il mérite d'être conservé.

Layet a proposé de se servir du *radiomètre*, en prenant pour limite inférieure le nombre de tours pendant une unité de temps dans l'endroit de la classe où le degré d'éclairement peut être considéré comme la limite au-dessous de laquelle la vision n'est pas favorablement impressionnée, et comme limite supérieure celui où l'excès devient une fatigue pour l'œil.

Cohn propose encore de mesurer l'intensité lumineuse d'après l'angle déterminé par deux droites passant par les ouvertures qui fournissent le jour, cet angle ayant pour sommet la place occupée par l'élève ; et il s'est assuré que, quand cet angle est inférieur à 50°, c'est à peine si, par un temps gris, l'élève reçoit la quantité de lumière équivalente aux 10 unités qu'il accepte comme limite. L'angle adopté par Forster est un peu différent : il a également pour sommet la place de l'élève et pour côtés deux lignes passant par le sommet de la fenêtre et le point le plus élevé des constructions voisines.

L'éclairage naturel est soumis à un certain nombre de principes généraux qu'on peut résumer ainsi : il doit se rapprocher le plus possible de l'éclairage extérieur, être constant, aussi égal que possible dans les différents points de la classe, se composer de lumière diffuse et admettre le moins possible de lumière réfléchie. Pour obtenir ces qualités, il faut, quel que soit le mode employé, que la lumière pénètre en plus grande abondance par le haut des fenêtres, sous une incidence de 35°, 45° au plus, se rapproche le moins possible de l'horizontale, à plus forte raison ne suive jamais la direction de bas en haut, que prend la lumière réfléchie ; ce qui amène à élever les soubassements des fenêtres au moins au niveau de la tête des élèves. Dans une construction qui ouvre ses fenêtres sur le ciel libre, la lumière la plus riche est celle qui vient de la partie du ciel la plus proche, c'est-à-dire du zénith ou de ses environs ; mais elle ne pénètre qu'en petite quantité parce qu'elle voyage verticalement. Au contraire, la lumière qui vient de l'horizon gagne toute la profondeur de la pièce ; mais elle est appauvrie par l'éloignement de la source, et fonctionne médiocrement sur le champ qu'elle doit éclairer parce qu'elle n'attaque pas les objets de façon à en mettre la partie brillante sous l'œil de l'habitant. C'est entre ces deux sources qu'il faut s'efforcer de prendre la lumière. La direction désirable se définit par une inclinaison de 35° sous laquelle l'éclairage se fait en plein jusqu'aux extrémités du plancher dans une pièce de 3 mètres de hauteur sur 4m,50 de profondeur (1).

Les rayons directs, s'ils pénètrent dans la salle,

(1) TRÉLAT. — *Soc. de Méd. publ.* 28 juillet 1886.

seront arrêtés au moyen de rideaux, de stores, de couleur grise ou verte, qui se manœuvreront de préférence de bas en haut, de façon à conserver le plus possible de la lumière venant du haut des fenêtres : on proscrira les ornements architecturaux qui peuvent faire perdre jusqu'à 50 o/o de la lumière, et les persiennes, jalousies, etc., qui en ravissent jusqu'à 57 et 98 o/o. Les fenêtres seront très-hautes, les linteaux très-courts, les trumeaux très réduits, remplacés par des meneaux ; pourtant la Commission d'hygiène scolaire conseille de ne pas aller trop loin dans cette voie, sous peine d'exposer aux refroidissements. Le linteau sera rectiligne ou légèrement cintré, jamais ogival.

En général, on demande que la surface vitrée soit égale à 1/4 et même 1/3 de celle du plancher. La nouvelle instruction royale pour les écoles de Breslau se contente de 1/5. En Russie, Kranzfeld demande 1/6, chiffre qui est loin d'être atteint dans les écoles d'Odessa que décrit cet auteur. En Belgique, le programme de 1879 fixe la proportion à 0^{m2},165 par mètre carré du plancher en supposant l'éclairage unilatéral. En Amérique, on demande 20 décim. carrés 72 par mètre carré de surface, et 25 décim. carrés 90 par élève. C'est à peu près la proportion de l'école modèle d'Erismann (26 décim. carrés par élève). A vrai dire ces proportions sont rarement atteintes, même dans les meilleures écoles, et on peut se contenter de moins. Javal n'attache pas beaucoup d'importance au rapport à établir entre le nombre des élèves et la surface du vitrage, car la lumière ne se partage pas également entre les enfants, et le même carreau laisse arriver la lumière dans plusieurs directions, ce qui rend le calcul illusoire.

Il y a plusieurs manières de distribuer l'éclairage naturel : par le haut, par les côtés, par devant ou par derrière.

Nous pouvons condamner de suite *l'éclairage par devant* qui est, de tous, le plus mauvais, éblouit les élèves, et les empêche d'apercevoir le maître et le tableau. L'éclairage unique par derrière serait non moins défectueux, à cause de l'ombre du corps qu'il projette en avant et de l'éblouissement qu'éprouve, à son tour, le maître. Combiné à l'éclairage latéral, et destiné à le compléter quand il n'y a pas d'autre moyen, il est plus acceptable, surtout si les fenêtres postérieures sont hautes : le maître évite la fatigue en ne se tenant pas constamment dans sa chaire. Le système est, paraît-il, usité en Autriche depuis 20 ans et n'a donné lieu à aucune plainte. Malgré cela, nous le tenons pour un pis-aller.

L'éclairage par le faîte, théoriquement le meilleur, dès longtemps adopté par les peintres, qui tournent leur chassis vers le nord, convient mal aux écoles. La toiture vitrée est difficile à construire, exposée à être obscurcie par la neige ou la poussière, à répandre, l'été, une chaleur intolérable qui nécessite toute une complication de stores et de rideaux. La lumière d'en haut projette sur la table, pendant le dessin linéaire, l'ombre des corps. Beaucoup de ces inconvénients disparaissent avec la toiture en dents de scie proposée par Wiel et Gross, en dirigeant vers le nord les pentes lumineuses. Mais il n'est pas démontré que ce genre d'architecture, peu accepté chez nous, soit supérieur aux autres ; il entraînerait probablement à supprimer les fenêtres latérales, ce qui est lugubre et peu favorable à la ventilation (1). La commission d'hygiène scolaire qui rejette l'éclairage par le faîte pour toutes les écoles, est d'avis de le conserver pour les écoles maternelles. On peut y recourir aussi pour les salles de dessin.

Que dire de l'idée de Féret qui veut donner aux écoles une toiture et des planchers en verre, et une façade entièrement vitrée. Étant connus les inconvénients du verre, elle ne nous paraît pas destinée à entrer dans la pratique.

Reste donc l'éclairage par côté qu'on peut concevoir bilatéral, unilatéral ou différentiel, c'est-à-dire bilatéral avec prédominance d'un côté qui est toujours le gauche. Car le principe qui domine l'éclairage latéral, c'est qu'il doit toujours emprunter à gauche la lumière la plus intense, pour reporter vers la droite l'ombre de la main qui écrit. Le contraire serait l'origine de beaucoup de gêne.

(1) J. ARNOULD. — *Loc. cit.* p. 1160.

Eclairage bilatéral. En se plaçant au seul point de vue de l'hygiène générale, il semble qu'on doive lui donner la préférence et qu'il soit destiné à fournir le maximum de jour. Au point de vue plus limité de l'hygiène de la vue, on lui reproche, et ce défaut aurait été démontré par Liebreich en 1874 et par Riant, de produire la fatigue de l'œil : « L'œil, sollicité par deux jours qui s'entrecroisent, luttant pour échapper à deux ombres qui se rencontrent, ayant, suivant les heures, à fuir, d'un côté, une lumière trop vive ou à rechercher, de l'autre, un jour qui faiblit, éprouve de ce travail une fatigue constante, une tension qui déforme l'organe, qui paralyse ses muscles et réduit à l'impuissance l'admirable appareil d'accommodation dont il est doué pour la vision des objets rapprochés, en un mot, conduit à la myopie. » C'est pour cette raison que Leroy des Barres, Riant, Guillaume, Napias, Galezowski, Reclam, Warrentrapp, Erismann, Gross, Fahrner, Cohn, Zwez, Wiehl et Gnehm, Fieuzal, Williams, Philbrick, Layet et surtout E. Trélat, se montrent partisans de l'éclairage unilatéral, et que l'Allemagne, l'Autriche, la Hongrie, la Suisse, les États-Unis, le Canada, la Belgique, la France ont adopté l'éclairage unilatéral. En Angleterre, il n'existe pas ou presque pas ; la largeur des salles exige toujours un éclairage supplémentaire venant de droite ou de derrière. D'ailleurs, on semble s'en préoccuper médiocrement, et le jour vient tantôt de droite, tantôt de gauche, tantôt des deux côtés (Liebreich).

Nous verrons comment on a résolu, avec l'éclairage unilatéral, les objections relatives à l'insuffisance d'éclairage, à la difficulté de l'insolation et de la ventilation ; et comment il est sorti victorieux des critiques qu'on ne lui a pas ménagées ; au point que ses adversaires primitifs en sont venus à l'accepter moyennant certaines conditions. Nous avons une grande tendance à lui accorder la préférence, mais nous reconnaissons qu'il n'est pratique que moyennant une installation spéciale, difficile à réaliser, et qu'il se trouve, par le fait même, très limité dans son application.

L'éclairage bilatéral se fait remarquer par une grande simplicité d'application, une économie indiscutable, et la facilité qu'il donne de pourvoir aux besoins de la ventilation et de l'insolation. Seul il peut s'appliquer aux constructions quelconques, et il n'a le défaut que d'exiger deux faces libres au lieu d'une. Gariel et Javal (1), les deux principaux défenseurs de la méthode, contestent que l'éclairage bilatéral favorise la myopie et soit coupable des méfaits qu'on lui attribue au point de vue de la connaissance des formes. Attachant la plus grande importance à la quantité de la lumière, ils remarquent qu'au milieu de la classe, c'est-à-dire à la place la moins favorisée, il donne un éclai-

(1) Soc. de Méd. publ. 1879.

rement double de ce qu'il est avec l'éclairage unilatéral à la place correspondante (c'est-à-dire au fond de la salle), à condition, bien entendu, que la largeur de cette salle ne soit pas supérieure au double de la hauteur des baies. Ils préconisent l'orientation est-ouest, avec une latitude de 4° de part et d'autre pour l'axe, qui peut prendre toutes les directions comprises entre le nord-ouest et le nord-est, en inclinant de préférence vers ce dernier point. Avec cette orientation, la quantité de lumière qui parvient à chaque endroit de la classe est supérieure à celle qu'on obtient au moyen de l'éclairage unilatéral à orientation septentrionale ; et les largeurs ne sont pas en disproprotion avec les hauteurs, comme avec cette dernière méthode, qui ne convient pas aux classes dont la largeur dépasse 4 mètres, car Javal ne conçoit l'éclairage unilatéral qu'avec des fenêtres dont le linteau égale en hauteur la profondeur de la salle. Des carreaux dépolis ou des stores translucides, (qu'on évitera de confectionner en étoffes rayées) arrêteront au besoin les rayons directs ou permettront de créer une différence d'éclairement entre les deux côtés, la plus grande intensité devant, en tous cas, être accordée au côté gauche, de même qu'il faudrait toujours disposer les bancs de manière à recevoir le plus de lumière de ce côté, s'il y avait une différence de l'un à l'autre. Autant que possible, le maître fera face au midi pour que, pendant les jours courts, les élèves reçoivent la lumière plutôt par derrière que par devant. Dans les pays septentrionaux, Javal accepterait volontiers l'ouverture en haut de la paroi sud d'un jour que tempérerait au besoin un rideau, quand il y a du soleil, pour servir pendant les temps sombres. Inutile d'insister sur ce que, avec cette disposition, l'aération et l'insolation sont des plus faciles et qu'on les pratique le matin et le soir quand les élèves ne sont pas en classe, à un moment où le soleil est bas sur l'horizon et capable d'envoyer ses rayons dans tous les points.

Voilà les arguments qu'on a développés en faveur de l'éclairage bilatéral, et les règles qu'on doit lui appliquer. L'orientation conseillée par les auteurs que nous avons cités est conforme à celle que nous avons adoptée. Disons, pour être complets, que Trélat ne la juge pas indispensable et la critique même, parcequ'avec elle, le maximum d'inégalité dans l'éclairage d'un côté à l'autre se trouve le matin et le soir, c'est-à-dire pendant l'occupation de la classe. Tout en reconnaissant la justesse de cette critique, nous ne la croyons pas d'une importance capitale.

L'éclairage différentiel ou bilatéral plus intense d'un côté que de l'autre, a été préconisé par Ferrand et par Tollet comme réduisant au minimum l'entrecroisement des rayons et des ombres. Nous avons vu comment Tollet le réalise ; Ferrand place à la gauche des élèves une très grande partie vitrée mesurant 10 mètres de surface, à droite un chassis qui en mesure la moitié. Galezowski s'en déclare partisan, alors que, d'après J. Arnould, « il a paru si mauvais que tout le monde le désavoue. » La Commission d'hygiène de la vue l'a rejeté : quand, dit-elle, les enfants les plus éloignés des fenêtres gauches ne sont pas assez éclairés, il n'y a pas de raison pour ne mettre que des fenêtres étroites à leur droite, de manière à laisser dans l'ombre ceux qui sont entre ces fenêtres. Cependant, quand l'éclairage sera forcément inégal, on s'arrangera pour que la lumière la plus abondante vienne de gauche ; quand elle est insuffisante, on peut l'améliorer, selon Brewster, par des verres dépolis.

L'éclairage unilatéral, pour assurer une lumière suffisante, demande à être installé de propos délibéré, et suivant des règles précises que Trélat a déterminées. Il suppose l'exposition nord dont la lumière est la seule constante, la plus reposante et la plus propice à l'exercice de la vision. C'est le seul qui soit homogène, favorable au travail et au développement des qualités plastiques de la vue (Trélat) (1). La salle éclairée d'un seul côté exige une plus grande hauteur relative de fenêtres que celle qui prend jour bilatéralement ; mais tandis que Javal demande, nous l'avons vu, une hauteur de linteau égale à la profondeur de la salle, ce qui rend le système inapplicable ou ruineux, Trélat se

(1) Soc. de Méd. publ. 25 juin 1879.

contente des 60/100. Une condition essentielle est que le bâtiment de l'école soit dégagé de tous les côtés (nous verrons pourquoi), soit qu'on prenne jour sur le préau, soit qu'on ait acquis, autour de lui, assez de terrain pour qu'il s'écarte des autres constructions de la distance que nous avons fixée. Une autre condition est que l'école soit réduite à un rez-de-chaussée.

Ainsi compris, l'éclairage unilatéral appliqué à de grandes salles coûterait cher, et amènerait à élever indéfiniment les plafonds. Il ne convient donc qu'à des classes de 40 à 50 élèves ce qui, limitant la profondeur à $6^m,70$ ou $7^m,20$, suppose une hauteur de $4^m,30$ à $4^m,70$. Le prix de revient, dans de telles conditions, n'est pas accru.

Le linteau atteindra doncune hauteur minimum égale aux 60/100 de la profondeur de la classe augmentée de l'épaisseur du mur ; l'appui sera à une hauteur maximum telle que les rayons lumimineux plongeant à 45°, et frisant l'arête de cet appui, atteignent les extrémités voisines des tables et n'en laissent aucune partie dans l'ombre. Cette hauteur dépendra de la largeur du passage le long du mur et de la hauteur des tables : avec un passage de 0.60 et des tables de 0.70, l'appui sera à $0,60 + 0,70 = 1,30$. Les tables à deux places, rapprochées dans le sens face à dos, et séparées par de petits passages latéraux, permettront de tirer le meilleur parti de l'éclairage unilatéral. On supprime tous les trumeaux et on ramasse toute la section d'éclairage en une seule baie qui compte des meneaux en aussi grand nombre qu'il est nécessaire ; mais elle embrasse dans sa largeur le profil entier des tables vues de flanc et leur assure une grande égalité de lumière. Le plafond est à disposition parabolique.

Toutes les fois qu'on adoptera ces dispositions :

1° La lumière sera surabondante et claire ; elle ne formera jamais d'éclats et ne troublera pas le travail par des rejaillissements incohérents de rayons blancs s'entrecroisant en tous sens autour des enfants.

2° La lumière plongeant pleinement et sans obstacle sur les tables de travail sera simple et régulière partout.

3° L'écolier ne sera nulle part incommodé par l'éclairage, qui naîtra assez haut au-dessus de son livre ou de son cahier, ou du maître qu'il regarde, pour qu'il n'en rencontre pas la source dans le voyage ordonné de son regard.

4° Enfin, il suffira de bien placer le mobilier pour que tous les écoliers aient le jour à gauche, ce qui n'est réalisable que dans un lieu éclairé d'un seul côté (Trélat).

Examinons les objections qui ont été soulevées par l'éclairage unilatéral :

On lui a reproché de coûter cher. L'objection n'est pas fondée si les classes ne sont pas trop vastes, condition d'autant plus facile à réaliser qu'elle est réglementaire. Même réponse à l'argument tiré de la hauteur exagérée qu'il faut assurer aux plafonds.

Javal remarque, qu'en supposant même la largeur éclairée égale à celle du linteau, il suffit, pour que l'élève le plus mal placé ne reçoive le jour que par la moitié supérieure des fenêtres, d'une construction voisine dont la hauteur soit égale à la moitié de la distance qui sépare l'axe de la classe du pied de la construction voisine. Nous avons déjà répondu à cette objection.

On lui reproche de donner moins de lumiere, de la répartir moins également, et Gariel a essayé de démontrer, au moyen de constructions géométriques, que la différence entre le maximum (au voisinage de la fenêtre), et le minimum (au fond de la classe), variait dans les proportions de 100 à 50 et même à 40, tandis qu'avec l'éclairage bilatéral, la même différence n'allait jamais au-delà de 100 à 60 ; d'où supériorité d'1/5 en faveur du dernier. Trélat, qui conteste le fait, remarque d'abord que Gariel a établi ses calculs d'après le plus petit minimum de hauteur des fenêtres relative à la profondeur de la salle, 60/100, et qu'en portant la hauteur des linteaux seulement à 66/100, comme il a été fait aux écoles d'Essonnes et de Saint-Denis, sur ses indications, les mêmes constructions géométriques employées par Gariel ramènent à 60/100 la différence dont il vient d'être question. A mesure qu'on élèvera les fenêtres, la différence en faveur de l'éclairage unilatéral s'accentuera. De plus, Gariel se sert, pour construire ses figures, de données numériques prises sur le même profil de classe, quelle que soit la méthode d'éclairage, alors qu'il sait bien que dans le système Trélat, la hauteur est plus grande par rapport à la profondeur. Si, dès lors, on établit les calculs en tenant compte des dimensions usitées ordinairement dans l'éclairage unilatéral, la différence devient 100 à 50 entre les parties les moins et les plus favorisées. L'éclairage d'un côté garde donc l'avantage de l'homogénéité, à un même instant, sur l'éclairage double.

Quand on éclaire une classe par un jour unilatéral, la lumière qui y pénètre à un moment déterminé peut être considérée comme proportionnelle à la surface céleste mise en communication avec l'intérieur, et on en mesure exactement l'effet utile en déterminant l'étendue de cette surface : on peut agir ainsi parce que chaque unité de la surface totale fonctionne avec la même intensité, qui reste un facteur commun négligeable. Mais, quand on éclaire avec deux côtés du ciel à la fois, on ne peut plus compter sur la même mesure, parce que les unités de surface du ciel mises en communication avec la salle n'ont pas les mêmes capacités lumineuses à droite et à gauche (et ces capacités peuvent offrir entre elles, sauf à l'heure de midi, avec la direction est-ouest de l'éclairement, des différence de 1 à 10, 20 et même 100). En supposant seulement la différence de 1 à 5 et en construisant les courbes de Gariel, on arrive à des variations d'éclairement de 1 à 14. L'éclairage unilatéral semble donc offrir la plus grande régularité.

Enfin, il faut tenir compte, non seulement de la quantité mais aussi de la qualité de la lumière. L'éclairage d'un côté du type parfait suppose l'exposition nord, et, quoiqu'en dise Gariel, cette exposition donne uue lumière plus constante. Trélat en appelle à l'observation qui démontre que rien n'est plus troublant que l'alternance entre la lumière diffuse et la lumière rayonnante, qui se produit dans toutes les autres expositions. L'éclairage septentrional est celui qui permet le mieux à chacun de se garantir contre la lumière blanche réfléchie par les objets, qui est fatigante et délaie les images, parce que, dans cette exposition, la lumière blanche directe et la lumière blanche réfléchie voyagent dans le même sens, et qu'il suffit à chacun de choisir sa position pour s'en garantir, chose impossible avec l'éclairage bilatéral.

Sans doute l'éclairage unilatéral-nord n'est pas toujours possible, surtout avec la tendance à réunir les enfants par groupes scolaires : il faudra souvent transiger avec les orientations imposées, les voisinages gênants et l'élévation disponible des salles. Mais ce sera un but dont on cherchera toujours à se rapprocher.

Restent les objections relatives à l'aération et à l'ensoleillement. On y pare en ouvrant, dans la paroi opposée à la surface d'éclairement, des baies habituellement condamnées par des carreaux ou des volets opaques qu'on ouvre pendant les récréations et après le départ des élèves ; l'ensoleillement sera d'autant mieux obtenu que ces baies sont dirigées au sud ; à vrai dire, la face-nord ne recevra jamais les rayons solaires et la partie sud de la salle ne les recevra que dans une étendue très limitée. C'est là, certainement, le point faible de la méthode. Pour en atténuer la portée dans la limite du possible, il faut élever jusqu'au plafond les baies d'ensoleillement et les rendre au moins égales aux baies d'éclairage.

La ventilation se fera en même temps que l'insolation.

Il est incontestable que l'éclairage venant du nord manque un peu de gaieté : l'argument est de médiocre importance.

Aussi la méthode de Trélat, bien que discutée, a été acceptée par la Commission d'hygiène de la vue, mais alors seulement qu'elle permet de fournir un éclairage bien supérieur au minimum (déterminé par l'étendue du ciel aperçue de la place la moins favorisée), et quand il est impossible d'éclairer bilatéralement. Si c'est là une concession, il faut reconnaitre qu'elle pourrait être plus complète.

Laynaud a fait, au nom d'une commission chargée d'étudier la question aux écoles de Saint Denis (cours Chavigny) et d'Essonnes, un rapport dont nous extrayons les renseignements suivants (1) :

A Saint-Denis, l'école se compose de trois corps de bâtiment, un médian éclairé au sud, deux latéraux éclairés à l'ouest et à l'est. Chaque classe est carrée, de profil parabolique, occupe le rez-de-chaussée, mesure $7^{m},70$ de côté, et prend jour par deux baies de 2 mètres de large sur 5 mètres de haut. Le linteau est à 5 mètres du sol. Le mobilier est disposé pour que le jour vienne de gauche, et toutes les classes s'éclairent sur une cour intérieure de 1500 mètres. L'éclairage y est satisfaisant en toute saison. Si on adoptait la formule de Javal, il faudrait donner au linteau une hauteur de $7^{m},70$: la chose deviendrait impossible et forcerait, si on voulait conserver l'espace superficiel attribué à chaque élève, à obtenir des proportions disgracieuses et incompatibles avec un bon chauffage. Il faut, du reste, tenir compte de ce que la dernière table n'est pas adossée au mur du fond et qu'elle n'est, en réalité, qu'à $6^{m},25$ de la surface éclairante. La lumière est constante, régulière et calme : l'ensoleillement est assuré par des baies spéciales.

L'école d'Essonnes est moins favorisée quant à la proportion entre la hauteur des fenêtres et la profondeur de la classe qui ne serait que de 1/2 à 1. Cependant, il paraît que la lumière y est abondante.

Malheureusement, aucune de ces deux écoles ne

(1) Soc. de Méd. publique. 1881.

réalise l'orientation nord. L'exposition au midi n'est pas d'ailleurs, une cause de gêne, à condition qu'on ait des stores à sa disposition.

En résumé, il ne faudra demander à l'éclairage unilatéral tous ses résultats que moyennant qu'il réponde à toutes les conditions que nous venons de passer en revue. Quand on ne pourra pas les lui assurer, il sera préférable d'éclairer des deux côtés. Les autres modes d'éclairage ne seront que des pis-aller.

II. Eclairage de nuit ou artificiel. On pourrait affirmer que, plus souvent encore que l'éclairage diurne, il pèche par défaut plutôt que par excès, et, qu'à condition qu'on préserve l'œil des rayons directs, il n'est jamais trop intense. Il suffit, pour s'en convaincre, de se souvenir qu'on estime à 100,000 bougies, au minimum, la valeur éclairante du jour.

L'installation des foyers lumineux ne doit pas être livrée au hasard :

Cohn veut que chaque place dispose d'un éclairage égal à 10 unités de lumière (Benzinkerze). Il faut en outre qu'étant assez intense, il ne donne pas trop de lumière jaune ; qu'il soit fixe, rien n'éprouvant plus la vue que la lumière vacillante, d'une bougie stéarique ou d'un bec de gaz à papillon. Pour cette raison on éliminera toute source lumineuse de cette nature.

Le foyer, sauf exception en faveur de la lumière électrique et des appareils a gaz puissants, doit se trouver au maximum à 50 ou 60 centimètres de l'objet qu'il est destiné à éclairer. La disposition la meilleure serait celle qui donnerait à chaque individu son foyer muni d'un abat-jour de petite dimension, pour éviter la trop grande chaleur. C'est ainsi que nous en usons quand nous travaillons dans notre cabinet. On s'accorde à réclamer cette disposition pour les salles d'étude ; elle existe à Polytechnique, et on sait que la myopie, si fréquente chez les candidats admis à cette école, n'y augmente pas et même s'y améliore pendant la durée du cours. Le gaz est une mauvaise source d'éclairage dans ce cas particulier parçe qu'il donne beaucoup de lumière blanche fatigante, et surtout beaucoup de chaleur qui congestionne l'appareil de la vision. La petite lampe à l'huile ou au pétrole serait meilleure, si elle n'offrait quelques difficultés pratiques quand il s'agit d'en munir un personnel nombreux. La lampe à pétrole est utilisée dans les écoles russes, à raison d'une lampe de 16 bougies pour 8 élèves ou de 11 bougies pour 4 élèves.

A défaut de foyer individuel, la solution qui se présente est de réunir autour d'une même source lumineuse un petit nombre de sujets. La Commission d'hygiène de la vue demande un bec de gaz pour 6 élèves au minimum, en remarquant que le dégagement de chaleur forcera à le tenir à $1^m,80$ du sol, soit environ à $0^m,50$ de la tête des élèves. Mais comment disposer les élèves par rapport au foyer ?

Penser réunir 6 personnes autour de lui, comme le veut Galézowski, ou 4 comme le désire Cohn, c'est oublier que, le plus souvent, les salles d'étude sont aussi des salles de classe et que, généralement, grâce aux exigences du service de jour, les élèves y sont rangés côte à côte (1). L'objection n'est pas sans réplique si on se décide à faire usage du pupitre individuel ; pourtant, même dans ce cas, deux places au moins sur six recevront l'éclairage à droite. Autrefois, à Saint-Cyr, les tables de 8 élèves se faisant face quatre à quatre étaient éclairées par deux becs de gaz aux extrémités d'une longue tige de cuivre : la solution était assez bonne. Reporter le foyer lumineux à la gauche d'un rang de six travailleurs, dont chacun occupe sur la table une largeur d'au moins $0^{m},60$, c'est exposer le dernier à recevoir une lumière « sans utilité qui lui arrive sous un angle de 8 à 9° et glisse sur le papier blanc sans s'y rompre, sans éclairer, pour se perdre dans l'espace. »

L'éclairage par le foyer individuel ou restreint à quelques élèves est réalisable encore au moyen de lampes électriques à incandescence, avec globe dépoli et abat-jour.

Trélat préfère des centres d'éclairage élevés et éloignés des travailleurs, assez puissants pour que l'ouvrage soit bien vu, assez bien distribués pour que l'ombre de la main ne se produise jamais dans un sens fâcheux.

(1) TRÉLAT. — Soc. de Méd. publ. 25 juin 1887.

C'est à l'*électricité* qu'il appartiendra de résoudre le problème, et nous en décrirons bientôt une application. La Commission d'hygiène de la vue lui est favorable ; elle est bien accueillie des hygiénistes et des ophthalmologistes, elle est l'éclairage de l'avenir, et elle offre les avantages suivants :

1° Elle ne modifie pas la composition de l'air quand on emploie la lampe close à incandescence ; la lampe à arc produit 225 fois moins d'acide carbonique que la lampe à huile.

2° Elle n'élève pas sensiblement la température car, alors que, pour un éclairage d'un carcel-heure, une lampe à pétrole dégage 340 calories et une bougie 795, une lampe à incandescence ne dégage, pour produire la même lumière, que 50 calories et une lampe à arc 15 calories. Il en résulte, entre autres bénéfices, que le danger d'incendie est minime car, si la lampe à arc est capable d'enflammer certains objets légers, on l'entoure communément d'un globe ou d'une grille : quant à la lampe à incandescence, elle ne saurait emflammer même les tissus les plus légers qu'après un contact prolongé. Le danger d'incendie proviendrait plutôt d'une isolation mal comprise des conducteurs et celui de foudroiement dénoterait une grande inhabilité technique (1).

3° Elle modifie peu la couleur des objets et, à la

(1) GARIEL. — Soc. de Méd. publ. 27 janv. 1892.

place des rayons jaunes, fait prédominer les bleus et les violets qui sont agréables à la rétine. Elle est calme et douce, et, pour l'hygiène de la vue, la lampe à incandescence de 8 à 16 bougies n'a que des avantages. La lampe à arc, au contraire, donne des radiations intenses et très réfrangibles qui expliquent les accidents légers de conjonctivite dont l'action à peu de distance et pendant un temps prolongé a été quelquefois l'origine. Ces accidents ne sont pas à redouter quand la lampe est entourée d'un globe et qu'on fixe, non l'arc, mais les objets qu'il éclaire.

A titre d'exceptions, on a vu (1) la fixation de l'arc voltaïque pendant quelques secondes laisser une surdité persistante pendant quelques jours, surdité dont le point de départ est un réflexe déterminé, sur la rétine, par l'action des rayons ultra-violets ; causer des nausées, de la céphalée, l'insensibilité de la cornée, de la conjonctive et des paupières, et l'amblyopie momentanée (2), l'hyperémie de la rétine, la photophobie, le myosis, les douleurs sus-orbitaires, des nausées, etc., etc. (3).

Nauthner (4) accorde à la lumière électrique trois qualités : la fixité, l'intensité et la composition. L'arc voltaïque qui laisse à désirer sous le

(1) D'ARSONVAL. — Soc. de Biol. 23 juin 1888.

(2) FÉRÉ. — ibid. 25 mai 1889.

(3) DZIEVONSKI. — *Rev. d'hyg.*, 1882, p. 264. Analyse de la Thèse de Nodier.

(4) Medic. Record. 1885.

rapport de la première qualité surtout est avantageusement remplacé par les lampes à accumulateur, fixes et faciles à règler. Des ampoules légèrement dépolies tamisent agréablement le lumière.

Le premier essai de cet éclairage a été tenté à l'école industrielle de Liège en 1883. Voici de quelle manière on l'a installé à l'École spéciale militaire de Saint-Cyr (fig. 40). Nous en devons la connaissance aussi bien que la figure à l'obligeance de M. Poignon, ancien médecin chef de l'école. On voit que la lampe à arc est munie de trois diffuseurs ou abat-jour renversés *a*, *a*, *a*, qui réfléchissent la lumière vers un plafond blanc qui la diffuse et la renvoie vers les élèves. L'œil ne reçoit aucune lumière directe des lampes suspendues à 2^m,50 du sol, et la lumière diffuse ne projette aucune ombre. Cinq lampes donnent un éclairage parfait dans une étude de 38^m,40 de longueur sur 9^m,75 de largeur et 4^m,35 de hauteur.

L'éclairage au gaz est, après l'électricité, le meilleur et le plus commode, sauf les restrictions que nous avons admises. « Sauf en ce qui concerne les matières étrangères et à éclairage égal, il fournit un meilleur mode d'éclairage que tous les procédés basés sur la combustion (1). » En effet, un kilogr. de pétrole dégage en brûlant 11763 calories, 1 kilogr. de gaz 10269 calories. Mais il nécessite des

(1) GARIEL. — Conférence à l'expos. d'Hygiène urbaine. 1886.

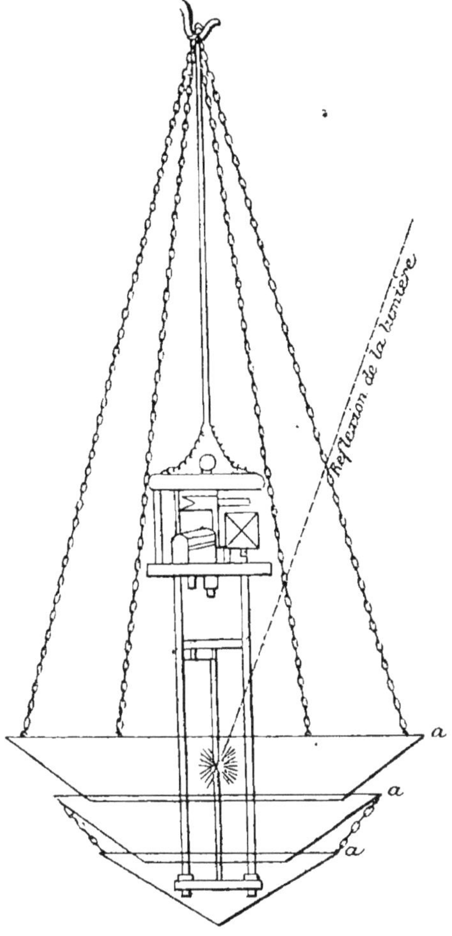

Fig. 40. — Lampe électrique de l'Ecole de Saint-Cyr.

dispositions spéciales capables de neutraliser ses deux grands défauts : production de fluides irrespirables et viciation de l'atmosphère ; élévation de la température.

Bien qu'on puisse obtenir du gaz d'éclairage par la distillation des substances les plus diverses, bois, lignite, tourbe, huile, résines, goudrons, schistes bitumineux, os, chiffons gras, etc. on emploie communément le gaz à la houille. Il offre une composition très complexe, quel que soit son degré d'épuration ; mais, les seuls éléments qui intéressent l'hygiène sont l'acide carbonique, et l'oxyde de carbone surtout, dont la proportion peut s'élever jusqu'à 15 °/°. Si on pouvait débarrasser le gaz de ce corps, il perdrait presque toutes ses propriétés toxiques. La proportion d'oxyde de carbone est surtout une question de fabrication : le gaz obtenu avec l'huile en contient 17 °/o. avec le bois 30 °/o, avec l'eau, plus encore. C'est, de tous, le gaz à la houille qui en renferme le moins. Heureusement, Co se brûle entièrement dans les becs *Argand* ou dérivés du même système. Le danger des fuites n'en subsiste pas moins, une atmosphère à 4 ou 6 °/o de gaz devenant mortelle, et il est heureux, à ce point de vue, qu'on ne soit pas encore parvenu à débarrasser le gaz de son odeur spéciale qui avertit du danger, même à la dose de 3/10000. Faut-il rappeler que le mélange du gaz avec l'air dans une proportion déterminée constitue un mélange détonant et qu'il est prudent de ne jamais pénétrer dans un local où on soupçonne l'existence d'une fuite, avant de l'avoir ventilé ?

Le fait de la révélation d'une fuite de gaz par

l'odeur cesse d'être vrai quand le gaz s'est infiltré dans le sol où il se dépouille de ses hydrocarbures : et on sait qu'il peut parcourir, à travers le sol, jusqu'à 35 mètres (1).

On connaît le gaz à l'eau, obtenu par la décomposition de ce liquide en hydrogène et oxyde de carbone, en proportions à peu près égales, en présence de fragments de braise contenus dans un tube de porcelaine chauffé au rouge. Ce gaz est inodore et serait peu coûteux, mais il éclaire moitié moins que le gaz à la houille. En revanche, il est effroyablement dangereux en raison de sa constitution. Comme il se perd toujours du gaz entre l'usine et la maison, il se perdrait du gaz à l'eau et ce serait surtout l'oxygène qui s'échapperait des conduites. Il n'arriverait guère à la maison que de l'oxyde de carbone (2). Il est à rejeter.

Enfin on a beaucoup vanté le gaz d'air carburé « gaz à la campagne » qu'on obtient en faisant passer un courant d'air à travers de l'essence de pétrole. Il donne une lumière plus blanche, plus belle, et possédant un pouvoir éclairant double de celui du gaz à la houille, tout en coûtant moins cher. Mais il rayonne plus de chaleur. Privé du principe le plus délétère du gaz ordinaire, le Co, il réduirait à néant les chances d'asphyxie, et

(1) RICHARD. — *Rev. d'Hyg.* 1884 p. 304.
(2) J. ARNOULD. — *Loc. cit.* p. 673.

même d'explosion et d'incendie. Il est prudent de ne pas partager cet enthousiasme et de ne pas renoncer aux habituelles précautions, tout en reconnaissant beaucoup d'avenir au produit qui nous occupe.

Le gaz à la naphtaline est du gaz ordinaire auquel on restitue, au voisinage de la flamme, la naphtaline dont il s'est dépouillé en chemin et qui jouit d'un pouvoir éclairant considérable. La flamme des becs de ce système est très douce, très blanche, très éclairante et conviendrait bien aux écoles.

Quel que soit le gaz utilisé, on l'amène à un brûleur. Il en existe beaucoup de modèles depuis le bec papillon, qui est le plus mauvais, bien qu'employé encore dans les écoles de Londres, jusqu'aux becs récupèrateurs en passant par les becs Argan, à régulateur et à cheminée, et les becs à incandescence. Ces derniers et les récupérateurs diminuent la chaleur produite de 4 à 1. Le système à récupération est basé sur ce principe : faire brûler le gaz par de l'air très chaud pour en rendre la combustion plus complète et la flamme plus éclairante ; et se servir, pour échauffer cet air, de la chaleur développée par la combustion du gaz et ainsi « récupérée. » La consommation du gaz est, dans ce cas, notablement diminuée. De 200 litres pour un Carcel-heure avec un bec bougie, de 127 avec un bec papillon, de 105 avec un bec Argan, de 40 avec un bec Auer, elle est de

31.5 avec un récupérateur. Les types les plus parfaits de ce système sont la lampe Wenham et la Rouennaise. Dans les becs à incandescence, la flamme rougit un cône de matière incombustible. Galezowski les recommande particulièrement à cause de leur flamme brillante, fixe, blanche, altérant peu les couleurs (*Auer*, de Wilbach)

La viciation de l'air résulte à la fois des produits étrangers qui peuvent y être déversés par un gaz impur (So^2, ammoniaque, acide cyanhydrique, acétylène) que nous passerons sous silence, et de ceux de la combustion, qui l'appauvrissent en oxygène et le chargent d'acide carbonique et de vapeur d'eau. La viciation, à éclairage égal, est moindre avec le gaz qu'avec les autres substances éclairantes. Nous empruntons à A. Thomas les évaluations suivantes : 1^{m^3} de gaz, en brûlant, produit 1^k,650 de Co^2 1k.254 d'eau et consomme 1^{m^3},60 d'oxygène. Gariel estime à 98 litres la quantité d'oxygène consommée pour un Carcel-heure d'éclairage au gaz ; pendant le même temps, la bougie en absorberait 250 ; tandis que la quantité de Co^2 serait, pour la même unité de temps, de 60 litres pour la lampe à huile, de 157 litres pour la bougie, déjà défectueuse à tant d'autres points de vue.

L'éclairage au gaz n'est possible, hygiéniquement, qu'autant qu'on s'assure les moyens d'évacuer, à mesure de leur formation, les produits de combustion, et de les évacuer aussi complètement que possible, chose impraticable avec les becs papillon, et réalisable seulement avec les brûleurs Argan ou à récupération : l'évacuation des gaz brûlés est en même temps un moyen de diminuer la chaleur développée.

Les becs du système Argan sont circulaires, à couronne percée de petits trous et à cheminée de verre. Le maximum du pouvoir éclairant correspond à un diamètre de trous de $0^{mm},6$ à $0^{mm},8$. La meilleure hauteur à donner au verre est de $0^{m},20$. Toutes choses égales d'ailleurs, on a avantage à multiplier les trous.

Grâce à la tendance qu'ont les gaz chauds à s'élever, on en obtient l'évacuation à l'aide de conduits placés au plafond ; on aide en même temps à la ventilation générale de la salle. Pourtant, il est bon de rappeler que la quantité d'air évacuée n'est pas proportionnelle au volume de gaz dépensé et qu'elle est plutôt plus avantageuse avec de petits qu'avec de grands volumes. C'est pourquoi il ne faut compter sur la ventilation par l'éclairage que comme sur un moyen tout à fait accessoire. Richard estime à 200^{m3} d'air la quantité qu'on peut évacuer en brûlant 1^{m3} de gaz, indépendamment des gaz brûlés et du volume d'air, quadruple, qui est nécessaire à leur combustion. La cheminée d'évacuation devra offrir une section suffisante pour permettre le passage total de ces gaz et qu'on pourra calculer au moyen de la formule suivante, en admettant une vitesse moyenne de 2 mètres à la seconde.

$$x = V\left(\frac{1 + 4 + 200}{2}\right)$$

dans laquelle x est la section à prévoir, V le volume de gaz brûlé par seconde. Mais comme les quantités ci-dessus sont estimées à la température de 15° environ, il faudra appliquer la correction de dilatation : $V' = V\,\frac{1 + \alpha t}{1 + \alpha t'}$. Le coefficient de dilatation $\alpha = 0{,}00367$ (1).

Il est plus simple encore d'expulser directement les produits usés, en disposant les brûleurs sous une cloche qui aboutit au dehors ou se rend dans une cheminée voisine. Le conduit qui lui fait suite peut être en métal ou en poterie, s'élèvera au-dessus du toit, et sera coiffé d'une mitre. Cette disposition est réalisée au mieux dans les lampes *Boyle and Son* et dans *la Wenham*. Dans la première, la flamme, entourée d'une lanterne de verre dont le fond est percé à jour pour laisser passer l'air, est surmontée d'une cloche qui n'est que l'épanouissement d'un tuyau se rendant à une gaine d'évacuation ; cette gaine est en communication d'autre part, avec l'atmosphère de la pièce, par une rosace ajourée. La lampe est double.

La *Wenham,* dont le principe est identique, est trop connue pour que nous croyions devoir la décrire.

Dans beaucoup d'écoles de Londres, d'Angle-

(1) RICHARD. — *Loc. cit.* p. 547.

terre et de Suède, on pratique l'évacuation de l'air vicié par la combustion du gaz. Il n'en est pas de même à Bruxelles où, selon Palmberg, la question de la ventilation n'est pas très avancée. En France, on trouve la même disposition à l'école normale (Lampe Barbas).

La chaleur rayonnée par les brûleurs à gaz équivaut à 20 ou 30 % de la chaleur produite. Un bec de gaz brûlant 158 litres à l'heure élève la température du thermomètre de 2° à un pied et de 6° à 6 pouces (Riant). Venant frapper la tête des élèves si elle est trop proche, elle provoque de la céphalalgie et des phénomènes plus graves. Coindet en a fait la démonstration expérimentale (1).

Il a recherché trois limites : celle qui produit toujours la gêne, et correspond à 0,900 calories par décimètre carré et par heure ; celle que peuvent supporter quelques personnes, mais qui les incommode par sa persistance : elle répond à 0,500 calories ; celle qui est inoffensive et répond à 0,100 calories. « La première correspond à la sensation de chaleur reçue d'un bec à verre dépensant 250 litres en se plaçant à $0^{m},50$, dans la direction de 45° par en bas ou de $0^{m},64$ en direction horizontale; la seconde à la sensation reçue d'un bec à verre dépensant 180 litres en se plaçant à $0^{m},55$ de distance horizontale ou d'un bec à verre dépensant 250 litres à $0^{m},84$; la troisième à la sensation reçue d'un bec

(1) J. Richard. — *Loc. cit.*, p. 339.

à verre dépensant 180 litres à $1^m,59$ de distance horizontale ou 250 litres à $1^m,87$, ou d'un bec bougie dépensant 38 litres, à $0^m,40$. »

Partant de ces données, la règle à suivre est que les becs à récupération du petit modèle doivent être suspendus à $2^m,25$ du sol et les grands, ceux qui consomment 600 litres à l'heure, à 3 mètres.

Cela confirme que la lumière du gaz se prête mal à l'éclairage individuel, à moins de se contenter d'une source de faible débit, éloignée d'au moins $0^m,60$ ou $0^m,70$, muni d'un manchon ou d'un écran isolé des parties métalliques. Une corbeille, sous le brûleur, recueillera au besoin les fragments de la cheminée si elle vient à se briser. Avec les puissantes lampes dont on dispose, il est plus prudent d'installer l'éclairage au voisinage du plafond, à l'exemple de l'École Monge. Cette surface étant divisée par deux lignes qui se coupent à angle droit, on obtient quatre surfaces d'égale grandeur au milieu de chacune desquelles on suspend une lampe avec un abat-jour en forme de cône incliné sur l'horizon de 30°. Au centre du plafond est placé un autre bec de gaz recouvert d'un cylindre de verre dépoli, et devant le tableau, une lampe à réflecteur... Le gaz n'entre pour rien dans la ventilation (1). Les classes ont 10 mètres de longueur sur 8 mètres de largeur et 4 mètres de hauteur. On a proposé enfin les

(1) D'après PALMBERG.

lampes très claires avec un abat-jour ouvert en haut, renvoyant la lumière au plafond qui la disperse : on obtiendrait ainsi un éclairage agréable, mais insuffisant (Reich).

Nous nous arrêterons moins aux autres sources de lumière. Nous avons condamné la bougie : elle use, par heure, 0.322 m³ d'air dont elle brûle 1/3 de l'oxygène, verse de la fumée, du charbon divisé, et des acides gras (1). Restent l'huile et le pétrole. La préférence est acquise à celui-ci qui possède un pouvoir éclairant supérieur (180 : 159) fournit une lumière plus blanche, coûte moins cher, demande des appareils moins compliqués et plus faciles à entretenir, dégage moins de Co^2 à lumière égale. Ainsi, pour un Carcel-heure le pétrole dégage 340 calories, la bougie 795, la lampe à huile un chiffre intermédiaire ; le pouvoir éclairant est le suivant (Riant) :

Bougie de stéarine prise comme unité . . .	100
Bougie de paraffine	130
Huile de colza bien épurée (lampe Carcel) .	168
Pétrole d'Amérique à 210°	279
» » à 70°	225

et la production de Co^2 : avec une lumière égale à 6 bougies normales, après 8 heures de combustion, dans une espace de 100 m³ :

(1) RIANT. — *Hygiène du cabinet de travail.*

	CO^2 pour 1 000	Hydrogène carboné pour 1 000
Pétrole	0,056	0,0017
Gaz	0,047	0,0069
Huile de colza	0,109	0,0072
Bougie	0,125	0,018

Trousseau (1) place dans l'ordre suivant les diverses sources de lumière :

1° Au point de vue du dégagement de chaleur :

Electricité, Pétrole, Gaz, Huile, Bougie.

2° Au point de vue de l'abondance des rayons jaunes (décroissante).

Electricité, Pétrole, Gaz, Huile, Bougie.

3° Au point de vue de la viciation croissante :

Electricité, Pétrole, Huile, Gaz.

4° Au point de vue de la fixité :

Huile, Pétrole, Gaz, Bougie.

Les accidents du pétrole deviennent exceptionnels à mesure que les lampes se perfectionnent. L'odeur, avec les produits raffinés, est imperceptible et révèle toujours une faute d'entretien. Les huiles de plus en plus impures que livre le commerce atténuent chaque jour les avantages de la lampe

(2) *Hygiène de l'œil*, Encyclop. des aide-mémoire.

modérateur, délicate, compliquée, féconde en dégements et en encrassements.

Toute lampe à pétrole ou autre sera placée au moins à $0^m,50$ de la tête, et pourvue d'un abat-jour opaque.

FIN DU TOME PREMIER.

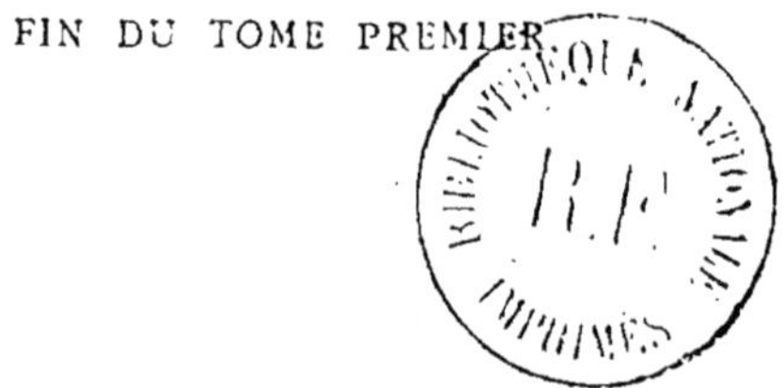

TABLE DES MATIÈRES

St-Amand (Cher). — Imp. DESTENAY, Bussière Frères.

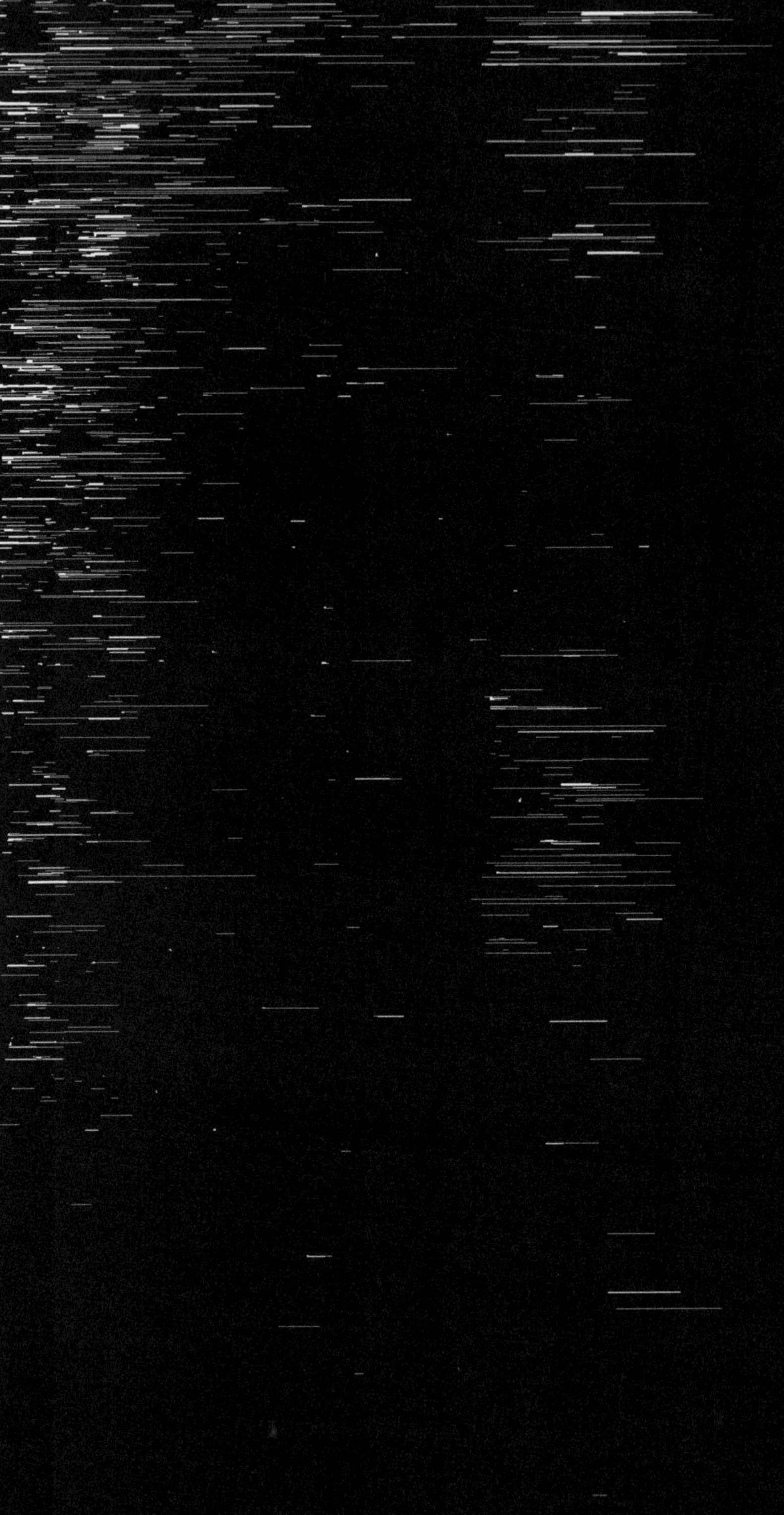

www.ingramcontent.com/pod-product-compliance
Ingram Content Group UK Ltd.
Pitfield, Milton Keynes, MK11 3LW, UK
UKHW012156240726
13966UKWH00002B/369